Der Fruchtbarkeits- und Unfruchtbarkeits Balsam

Den Weg zur erfüllten Elternschaft enthüllen

DR. HELEN JAFFE

INHALTSVERZEICHNIS

DIAGNOSEWERKZEUG

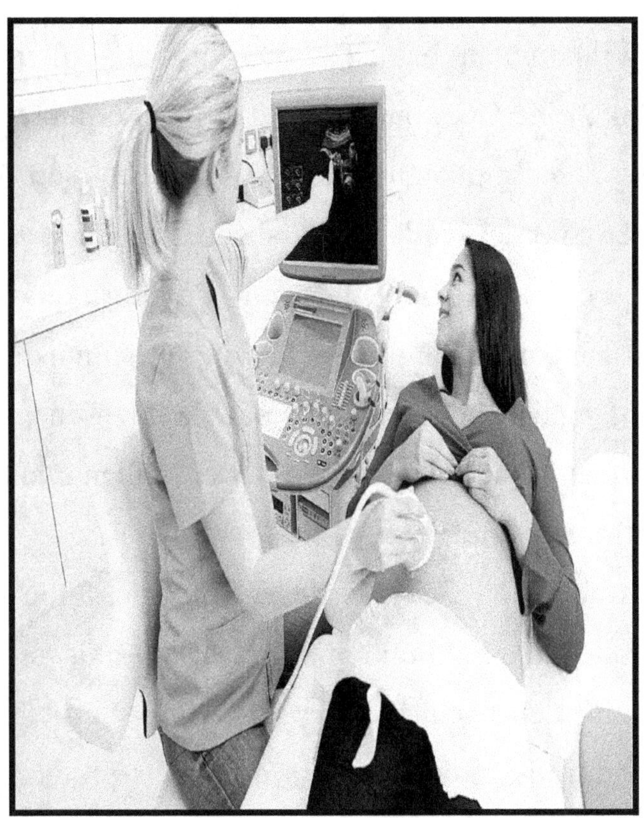

EINFÜHRUNG

Willkommen bei „The Fertility and Infertility Balm", einer Ressource, die den transformierenden Weg der Empfängnis veranschaulichen soll. In dieser eindrucksvollen Untersuchung tauchen wir in das komplexe Geflecht von Fruchtbarkeit und Unfruchtbarkeit ein, enthüllen die Geheimnisse der Empfängnis und spenden Trost für Menschen, die mit den Hindernissen bei der Familiengründung konfrontiert sind.

Auf diesen Seiten finden Sie eine Fülle von Wissen, Mitgefühl und praktischen Ratschlägen von prominenten Fachleuten der Branche. Wir befassen uns mit der komplexen Welt der reproduktiven Gesundheit und decken physische, emotionale und psychologische Aspekte von Fruchtbarkeit und Unfruchtbarkeit ab. Wir hoffen, Ihnen die Werkzeuge und Erkenntnisse an die Hand geben zu können, die Sie benötigen, um Ihren individuellen Weg zur Elternschaft zu beginnen, indem wir die zugrunde liegenden Variablen verstehen, die die Empfängnis vorantreiben, und die Hürden, die auftreten können.

„Der Fruchtbarkeits- und Unfruchtbarkeitsbalsam" ist bestrebt, eine umfassende Ressource zum Verständnis der Schwierigkeiten der Fruchtbarkeit bereitzustellen, unabhängig davon, ob Sie gerade erst anfangen oder auf dem Weg auf Hindernisse gestoßen sind. Wir sind bestrebt, Sie durch fesselnde Erzählungen, wissenschaftliche Fortschritte und persönliche Anekdoten zu Optimismus und Widerstandskraft zu befähigen und zu ermutigen.

Lassen Sie uns gemeinsam auf eine transformierende Reise gehen, den heilenden Balsam annehmen, der Herz und Geist beruhigt und Sie in eine Zukunft voller Freuden der Elternschaft führt. Lassen Sie dieses Buch Ihr Begleiter sein, der

Ihnen Wissen, Unterstützung und einen Lichtblick bietet, während Sie durch den komplizierten Tanz von Empfängnis und Unfruchtbarkeit navigieren.

KAPITEL 1. Ein umfassender Überblick über Fruchtbarkeit und Unfruchtbarkeit

Das Reproduktion Wunder

Es ist definitiv ein wundersamer Vorgang, neues Leben zu empfangen und in die Welt zu bringen. Für die Fortpflanzung, die einen Schlüsselaspekt der menschlichen Existenz darstellt, ist die feinfühlige Synchronisierung verschiedener biologischer Komponenten erforderlich. Das Fortpflanzungssystem eines gesunden Menschen arbeitet harmonisch und ermöglicht die Entstehung seines neuen Lebens. Für einige Paare kann es jedoch schwieriger sein, ein Kind zu bekommen, was sie dazu veranlasst, sich mit Fruchtbarkeit und Unfruchtbarkeit zu befassen.

Das Ausbleiben einer Empfängnis nach einem Jahr regelmäßigen, ungeschützten Geschlechtsverkehrs wird typischerweise als Unfruchtbarkeit angesehen. Unfruchtbarkeit kann durch eine Vielzahl von Erkrankungen verursacht werden, die sowohl Männer als auch Frauen betreffen. Zu den Hauptursachen bei Frauen zählen unregelmäßiger Eisprung, hormonelle Ungleichgewichte, Gebärmutteranomalien, verstopfte Eileiter und eine altersbedingte Verschlechterung der Eizellqualität. Eine niedrige Spermienzahl, schlechte Beweglichkeit oder Morphologie der Spermien, hormonelle Ungleichgewichte und strukturelle Anomalien der Fortpflanzungsorgane können erhebliche Auswirkungen auf die Fruchtbarkeit von Männern haben.

Zusätzlich zu diesen physiologischen Überlegungen können bestimmte medizinische Erkrankungen wie das polyzystische Ovarialsyndrom (PCOS) und Endometriose Auswirkungen auf die Fruchtbarkeit haben. Darüber hinaus können sexuell übertragbare Infektionen, chronische Krankheiten, Fettleibigkeit und Stress den Fortpflanzungs-Prozess erschweren.

Fruchtbarkeits Faktoren: biologisch, umweltbedingt und Lebensstil

Die Fruchtbarkeit wird stark von biologischen Variablen beeinflusst. Das Alter ist beispielsweise ein wichtiger Prädiktor für das Fortpflanzungs Potenzial. Bei Frauen beginnt die Fruchtbarkeit ab dem 35. Lebensjahr abzunehmen, wobei der Rückgang nach dem 40. Lebensjahr noch schneller verläuft. Bei Männern kommt es ebenso wie bei Frauen mit zunehmendem Alter zu einem fortschreitenden Rückgang der Fruchtbarkeit, der jedoch weniger ausgeprägt ist.

Beispielsweise kann sich die Belastung durch einige Chemikalien, Gifte und Schadstoffe negativ auf die Fruchtbarkeit auswirken. Eine langfristige Belastung durch Blei, Insektizide und industrielle Schadstoffe kann den Hormonhaushalt stören und die Fortpflanzungsfunktion beeinträchtigen.

Die Fruchtbarkeit kann auch durch Lebensstil Entscheidungen beeinflusst werden. Zigaretten Rauchen, starker Alkoholkonsum und illegaler Drogenkonsum werden mit einer geringeren Fruchtbarkeit sowohl bei Männern als auch bei Frauen in Verbindung gebracht. Fettleibigkeit und schlechte Ernährung können möglicherweise die reproduktive Gesundheit beeinträchtigen, indem sie den Hormonhaushalt stören und den Eisprung und die Spermienproduktion beeinträchtigen.

Darüber hinaus können psychische und emotionale Probleme wie Stress und psychische Störungen einen indirekten Einfluss auf die Fruchtbarkeit haben, indem sie Fortpflanzungshormone Wege unterbrechen.

Das Verständnis des komplexen Zusammenspiels biologischer, umweltbedingter und verhaltensbezogener Faktoren ist entscheidend für das Verständnis von Fruchtbarkeit und Unfruchtbarkeit. Das Erkennen der häufigsten Ursachen von Unfruchtbarkeit und der Faktoren, die die reproduktive Gesundheit beeinflussen, ist der erste Schritt auf dem Weg zu geeigneten Interventionen und Unterstützung.

Schließlich beziehen sich Fruchtbarkeit und Unfruchtbarkeit auf eine Vielzahl von Umständen und Situationen, die die Empfängnisfähigkeit einer Person beeinflussen. Wir können die Komplexität des Fortpflanzungs Prozesses besser verstehen und daran arbeiten, Menschen und Paare auf ihrem Weg zur Mutterschaft zu unterstützen, indem wir diese Elemente vollständig verstehen.

KAPITEL 2. Untersuchung der reproduktiven Gesundheit von Frauen

Die reproduktive Gesundheit von Frauen ist ein wichtiger Teil des allgemeinen Wohlbefindens von Frauen. Das Verständnis der zahlreichen Systeme und Prozesse, die zur weiblichen reproduktiven Gesundheit beitragen, ist entscheidend für die Steigerung der Fruchtbarkeit, die Bewältigung von Fruchtbarkeits Schwierigkeiten und die Aufrechterhaltung des allgemeinen reproduktiven Wohlbefindens. Der Zweck dieses Artikels besteht darin, einen umfassenden Überblick über verschiedene Elemente der weiblichen reproduktiven Gesundheit zu geben, wie z. B. die weibliche Anatomie, die Hormonregulierung, den Menstruationszyklus, typische Fruchtbarkeitsprobleme und hormonelle Anomalien.

Das weibliche Fortpflanzungssystem besteht aus verschiedenen Organen, die zusammenarbeiten, um die Fortpflanzung zu ermöglichen. Eierstöcke, Eileiter, Gebärmutter, Gebärmutterhals und Vagina sind wichtige Organe. Die Eierstöcke, die sich auf beiden Seiten der Gebärmutter befinden, produzieren Eizellen (Eizellen) und schütten Hormone wie Östrogen und Progesteron aus.

Der Hypothalamus, die Hypophyse und die Eierstöcke sind die Hauptregulatoren der Hormone im weiblichen Fortpflanzungssystem. GnRH wird vom Hypothalamus freigesetzt, der die Hypophyse dazu anregt, follikelstimulierendes Hormon (FSH) und luteinisierendes Hormon (LH) zu produzieren. FSH stimuliert das Follikelwachstum und die Follikelentwicklung in den Eierstöcken, während LH den Eisprung auslöst.

Eisprung und Menstruationszyklus

Der Menstruationszyklus ist ein normaler, wiederkehrender Prozess, bei dem sich der weibliche Körper auf eine mögliche Schwangerschaft vorbereitet. Dabei kommt es zum Verlust der Gebärmutterschleimhaut (Menstruation), gefolgt von der Bildung einer neuen Gebärmutterschleimhaut als Vorbereitung auf die Befruchtung. Der übliche Menstruationszyklus dauert etwa 28 Tage, es gibt jedoch Abweichungen.

Der Eisprung ist ein bedeutender Vorgang im Menstruationszyklus, der etwa am 14. Tag eines typischen 28-Tage-Zyklus auftritt. Eine entwickelte Eizelle wird nach dem Eisprung aus dem Eierstock freigesetzt und wandert durch den Eileiter, wo sie von Spermien befruchtet werden kann. Erfolgt keine Befruchtung, löst sich die Eizelle auf und der Menstruationszyklus setzt sich fort.

Häufige weibliche Fruchtbarkeitsprobleme verstehen

Fortpflanzungs Probleme bei Frauen können verschiedene Ursachen haben, beispielsweise Hormonstörungen, anatomische Anomalien oder zugrunde liegende Gesundheitsprobleme. Das Verständnis dieser Schwierigkeiten ist von entscheidender Bedeutung, wenn Sie geeignete medizinische Maßnahmen oder Fortpflanzungs Behandlungen in Anspruch nehmen möchten.

PCOS (Polyzystisches Ovarialsyndrom)

Das polyzystische Ovarialsyndrom (PCOS) ist eine häufige hormonelle Erkrankung, die Frauen im gebärfähigen Alter betrifft. Sie zeichnet sich durch vergrößerte Eierstöcke mit winzigen Zysten, unregelmäßige Menstruationszyklen, einen Überschuss an Androgenen (männlichen Hormonen) und mögliche Fruchtbarkeitsprobleme aus. PCOS kann zu hormonellen Störungen, Insulinresistenz, Gewichtszunahme und anderen gesundheitlichen Problemen führen und erfordert eine umfassende Betreuung durch medizinisches Fachpersonal.

Endometriose

Endometriose ist eine Erkrankung, bei der sich das Gewebe, das die Gebärmutter auskleidet (Endometrium), außerhalb der Gebärmutter entwickelt und am häufigsten die Eierstöcke, Eileiter und Nasenschleimhaut betrifft. Chronische Beckenschmerzen, schmerzhafte Menstruation, Schmerzen beim Geschlechtsverkehr und Fruchtbarkeitsprobleme sind möglich. Je nach Schweregrad und individuellen Umständen umfassen die Behandlungsmöglichkeiten der Endometriose Medikamente, eine Hormontherapie oder eine Operation.

Funktionsstörung der Eierstöcke

Unter einer Eierstock Funktionsstörung versteht man Probleme, die die normale Funktion der Eierstöcke beeinträchtigen, wie z. B. eine beeinträchtigte Eierstockreserve (eine Abnahme der Menge oder Qualität der Eizellen). Diese Krankheiten können Auswirkungen auf die Fruchtbarkeit haben und für eine erfolgreiche Schwangerschaft möglicherweise den Einsatz assistierter Reproduktionstechnologien wie In-vitro-Fertilisation (IVF) erforderlich machen.

Hormonelle Disproportionen

Stress, Übergewicht, bestimmte Medikamente oder zugrunde liegende medizinische Probleme können zu hormonellen Ungleichgewichten führen. Ungleichgewichte im Östrogen-, Progesteron-, FSH- oder LH-Spiegel können den normalen Menstruationszyklus und die Empfängnis beeinträchtigen. Hormonelle Anomalien können zu unregelmäßigen Perioden, Anovulation (Ausbleiben des Eisprungs) und Unfruchtbarkeit führen. Unter bestimmten Umständen können hormonelle Anomalien einen medizinischen Eingriff erforderlich machen, um das Gleichgewicht wiederherzustellen und die reproduktive Gesundheit zu fördern, beispielsweise eine Hormonersatztherapie oder Fruchtbarkeitsmedikamente.

Frauen sollten sich ihrer reproduktiven Gesundheit bewusst sein und sich bei Bedenken oder Herausforderungen an Gesundheitsdienstleister wenden. Regelmäßige Kontrolluntersuchungen, einschließlich gynäkologischer Untersuchungen und der Bestimmung des Hormonspiegels, können dabei helfen, mögliche Probleme frühzeitig zu erkennen und zu beheben.

Zusammenfassend lässt sich sagen, dass die Erforschung der reproduktiven Gesundheit von Frauen das Erlernen der weiblichen Anatomie, des Hormon Managements, des Menstruationszyklus und allgemeiner Fruchtbarkeitsprobleme erfordert, mit denen Frauen möglicherweise konfrontiert sind. PCOS, Endometriose, Funktionsstörungen der Eierstöcke und hormonelle Ungleichgewichte können erhebliche Auswirkungen auf die reproduktive Gesundheit und Fruchtbarkeit haben. Frauen können proaktive Maßnahmen ergreifen, um ihr Fortpflanzungswohl zu erhalten und mögliche Schwierigkeiten anzugehen, indem sie das Bewusstsein schärfen, Aufklärung leisten und angemessene medizinische Versorgung erhalten.

KAPITEL 3. Männliche Fortpflanzung Gesundheit enthüllt

Die reproduktive Gesundheit des Mannes ist entscheidend für das allgemeine Wohlbefinden und die Fähigkeit, ein Kind zu bekommen. Das Verständnis der männlichen Anatomie, des Hormon Managements und typischer Fruchtbarkeitsstörungen ist für die Aufrechterhaltung einer normalen Fortpflanzungsfunktion von entscheidender Bedeutung. In diesem Artikel werden verschiedene Probleme der männlichen Fortpflanzung Gesundheit behandelt, wie z. B. eine geringe Spermienzahl und -qualität, erektile Dysfunktion, Varikozele und hormonelle Ungleichgewichte.

Männliche Anatomie und Hormonkontrolle

Hoden, Nebenhoden, Samenleiter, Prostata und Samenbläschen sind allesamt Schlüssel Organe des männlichen Fortpflanzungssystems. Diese Strukturen arbeiten zusammen, um Spermien zu erzeugen, zu speichern und zu transportieren. Das Gehirn, die Hypophyse und die Hoden sind die Haupt Regulatoren männlicher Hormone. Der Hypothalamus schüttet das Gonadotropin-Releasing-Hormon (GnRH) aus, das die Hypophyse dazu veranlasst, luteinisierendes Hormon (LH) und follikelstimulierendes Hormon (FSH) auszuschütten. LH stimuliert die Hoden zur Bildung von Testosteron, einem Hormon, das für die männliche Fortpflanzungsfunktion unerlässlich ist.

Häufige männliche Fruchtbarkeitsprobleme verstehen

Männliche Fortpflanzung Probleme können durch eine Vielzahl von Umständen verursacht werden, darunter genetische Anomalien, Krankheiten, Lebensstil Entscheidungen und Umweltfaktoren. Diese Probleme können einen großen Einfluss auf die Empfängnisfähigkeit eines Paares haben. Geringe Spermienzahl, schlechte Spermienmotilität, abweichende Spermienmorphologie und erektile Dysfunktion sind häufige Fruchtbarkeitsprobleme bei Männern.

Unzureichende Spermienzahl und -qualität

Eine niedrige Spermienzahl, auch Oligospermie genannt, ist eine Verringerung der Spermienzahl im Sperma. Hormonelle Ungleichgewichte, genetische Anomalien, Varikozele, Infektionen und Lebensstilfaktoren wie Rauchen, übermäßiger

Alkoholkonsum und Drogenkonsum können alle zu einer niedrigen Spermienzahl beitragen. Eine schlechte Spermienqualität, die sich durch eine abweichende Form oder verminderte Beweglichkeit auszeichnet, kann sich auch auf die männliche Fruchtbarkeit auswirken.

Erektile Dysfunktion

Die Unfähigkeit, eine für den Geschlechtsverkehr ausreichende Erektion zu erreichen oder aufrechtzuerhalten, wird als erektile Dysfunktion (ED) bezeichnet. Diabetes, Herz-Kreislauf-Erkrankungen, hormonelle Ungleichgewichte, Stress, Angstzustände oder Depressionen sind Beispiele für medizinische oder psychologische Ursachen. Da ES sowohl die sexuelle Funktion als auch die Fähigkeit zur Empfängnis beeinträchtigt, kann es erhebliche Auswirkungen auf die reproduktive Gesundheit des Mannes haben.

Varikozele

Varikozele ist eine Erkrankung, die zu einer Erweiterung der Venen im Hodensack führt. Dies kann zu einer erhöhten Wärme im Hodensack und einer unzureichenden Spermienproduktion führen, was zu Unfruchtbarkeit führen kann. Varikozelen sind häufig mit männlicher Unfruchtbarkeit verbunden und können entweder durch körperliche Untersuchung oder bildgebende Diagnostik festgestellt werden.

Hormonelle Disproportionen

Die männliche Fortpflanzung Gesundheit kann durch hormonelle Anomalien beeinträchtigt werden, insbesondere solche, die Testosteron betreffen. Ein niedriger Testosteronspiegel kann zu Spermienproduktion, Libidoverlust, erektiler Dysfunktion und Unfruchtbarkeit führen. Überschüssiges Testosteron hingegen kann die

Hormonkontrolle verändern und die Fortpflanzungsfunktion beeinträchtigen.

Zusammenfassend lässt sich sagen, dass das Verständnis der männlichen Fortpflanzung Gesundheit von entscheidender Bedeutung für den Umgang mit häufigen Fruchtbarkeitsproblemen und die Gewährleistung einer gesunden Fortpflanzungsfunktion ist. Einzelpersonen können proaktive Maßnahmen ergreifen, um ihre reproduktive Gesundheit zu erhalten oder zu verbessern, indem sie die männliche Anatomie, das Hormonmanagement und die verschiedenen Faktoren verstehen, die sich auf die Fruchtbarkeit auswirken können. Die Beratung durch medizinisches Fachpersonal und die Einführung eines gesunden Lebensstils können das allgemeine Wohlbefinden und die Fruchtbarkeit von Männern erheblich verbessern.

KAPITEL 4. Fruchtbarkeits Bewertung: Diagnose Tools und Tests

Paare, die Probleme mit der Empfängnis haben, lassen sich häufig Fruchtbarkeitsuntersuchungen unterziehen, um die zugrunde liegenden Probleme und geeignete Behandlungsmöglichkeiten zu ermitteln. Bei diesen Untersuchungen werden verschiedene diagnostische Techniken und Tests eingesetzt, um verschiedene Elemente der Fruchtbarkeit zu bewerten. In diesem Buch werden wir uns vier Haupttypen von Fruchtbarkeitsuntersuchungen ansehen. Anamnese und körperliche Untersuchung, Hormontests und Blutuntersuchungen, Ultraschall, Hysterosalpingographie und Samenanalyse sowie Gentests und Chromosomenanalyse.

Anamnese und körperliche Untersuchung

Der erste Schritt zur Feststellung der Fruchtbarkeit besteht in einer gründlichen Anamnese und körperlichen Untersuchung beider Paare. Ärzte können durch die Analyse von Krankenakten, Lebensstilfaktoren und sexueller Vorgeschichte wahrscheinliche Faktoren aufdecken, die zu Fruchtbarkeitsproblemen beitragen können. Eine körperliche Untersuchung kann auch anatomische Anomalien oder Störungen aufdecken, die die Fruchtbarkeit beeinträchtigen können, wie zum Beispiel Uterusmyome, Eierstockzysten oder Varikozelen.

Hormontests und Blutuntersuchungen

Hormontests und Blutuntersuchungen sind für die Beurteilung des Hormonhaushalts und der allgemeinen reproduktiven Gesundheit einer Person unerlässlich. In diesen Tests werden häufig die

Spiegel des follikelstimulierenden Hormons (FSH), des luteinisierenden Hormons (LH), des Östrogens, des Progesterons, des schilddrüsen stimulierenden Hormons (TSH) und des Testosterons gemessen. Abnormale Hormonspiegel können auf ein polyzystisches Ovarialsyndrom (PCOS), Schilddrüsenprobleme oder hormonelle Anomalien hinweisen, die sich auf die Fruchtbarkeit auswirken können.

Ultraschall, Hysterosalpingographie und Samenanalyse

Bildgebende Verfahren sind bei der Beurteilung der Fruchtbarkeit wichtig, da sie wichtige Informationen über die Fortpflanzungsorgane und deren Funktionalität liefern. Die Ultraschallbildgebung ermöglicht die Visualisierung der Gebärmutter, der Eierstöcke und der Eileiter, was bei der Erkennung struktureller oder Menstruationszyklus Probleme hilft. Bei der Hysterosalpingographie hingegen werden die Eileiter und die Gebärmutter mithilfe eines Kontrastmittels analysiert, um Verstopfungen oder Anomalien festzustellen. Bei männlichen Partnern wird eine Samenanalyse durchgeführt, um die Anzahl, Beweglichkeit und Morphologie der Spermien zu beurteilen, die allesamt wichtige Faktoren für die männliche Fruchtbarkeit sind.

Gentests und Chromosomenanalyse

Erbliche Tests und Chromosomenanalysen werden eingesetzt, um genetische Krankheiten zu entdecken, die die Fruchtbarkeit beeinträchtigen oder das Risiko erhöhen , dass erbliche Erkrankungen an die Nachkommen weitergegeben werden. Mit diesen Tests können Chromosomenanomalien, einschließlich ausgeglichener Translokationen oder Inversionen, entdeckt werden, die zu Unfruchtbarkeit oder wiederholten Fehlgeburten führen können. Gentests helfen auch bei der Identifizierung vererblicher Erkrankungen wie

Mukoviszidose und Sichelzellenanämie und ermöglichen es Paaren, fundierte Entscheidungen über Familienplanung oder den Einsatz assistierter Reproduktionstechnologie zu treffen.

Schließlich erfordert die Bestimmung der Fruchtbarkeit eine gründliche Beurteilung der Krankengeschichte, eine körperliche Untersuchung, Hormontests, bildgebende Verfahren und Gentests. Diese Diagnosetechniken und Tests können Ärzten dabei helfen, maßgeschneiderte Behandlungsansätze zu entwickeln, indem sie wichtige Erkenntnisse über die zugrunde liegenden Ursachen der Unfruchtbarkeit liefern. Mithilfe dieser Untersuchungen können Paare ihre Fruchtbarkeit Reise mit einem besseren Bewusstsein für ihre reproduktive Gesundheit bewältigen und geeignete Maßnahmen ergreifen, um ihre Chancen auf eine Empfängnis und die Gründung einer Familie zu erhöhen.

KAPITEL 5. Änderungen des Lebensstils für eine bessere Fruchtbarkeit

Viele Menschen und Paare mit Kinderwunsch möchten eine optimale Fruchtbarkeit erreichen. Während Alter und Gesundheitszustand wichtige Variablen sind, können bestimmte Änderungen des Lebensstils zur Verbesserung der Fruchtbarkeit beitragen. Einzelpersonen können ihre Chancen auf eine Empfängnis verbessern, indem sie fundierte Entscheidungen über Ernährung, Bewegung, Stressbewältigung und Umweltschadstoffe treffen. Hier sind einige wichtige Vorschläge:

Empfehlungen für Ernährung und Diät

Die Fruchtbarkeit kann durch eine ausgewogene und nahrhafte Ernährung verbessert werden. Es ist am besten, Vollwertkost wie Obst, Gemüse, Vollkornprodukte, mageres Fleisch und gesunde

Fette zu sich zu nehmen. Eine Ernährung mit einem hohen Gehalt an Antioxidantien wie Vitamin C und E, Zink und Selen kann zur reproduktiven Gesundheit beitragen. Auch der Verzehr von Lebensmitteln mit hohem Omega-3-Fettsäuren-Gehalt wie Fisch und Nüssen kann von Vorteil sein. Auch übermäßiger Kaffee- und Alkoholkonsum sollte vermieden werden, da diese sich negativ auf die Fruchtbarkeit auswirken können.

Körperliche Aktivität und Bewegung

Regelmäßige körperliche Aktivität ist nicht nur gut für Ihre allgemeine Gesundheit, sondern kann Ihnen auch dabei helfen, schwanger zu werden. Moderate sportliche Betätigung wie zügiges Gehen, Schwimmen oder 30-minütiges Radfahren an den meisten Tagen der Woche kann die Durchblutung und den Hormonhaushalt verbessern. Übermäßige Aktivitäten sollten jedoch vermieden werden, da anstrengende Übungen und strenge Trainingsprogramme negative Auswirkungen auf die Fruchtbarkeit haben könnten.

Techniken zur Stressbewältigung und Entspannung

Stress kann einen erheblichen Einfluss auf die Fruchtbarkeit haben, indem er den Hormonspiegel und den Menstruationszyklus beeinträchtigt. Es ist äußerst wichtig, Praktiken zur Stressbewältigung in den Alltag zu integrieren. Meditation, Atemübungen, Yoga und die Ausübung von Hobbys können helfen, Stress abzubauen. Eine gesunde Work-Life-Balance zu finden und Unterstützung von Angehörigen oder Fachleuten zu erhalten, kann zum allgemeinen Wohlbefinden und zur Fruchtbarkeit beitragen.

Giftstoffe in der Umwelt können die reproduktive Gesundheit beeinträchtigen. Vermeiden Sie am besten den Kontakt mit Substanzen wie Pestiziden, Chemikalien und Schadstoffen, sowohl am Arbeitsplatz als auch zu Hause. Dies lässt sich erreichen, indem man, wo immer möglich, Bio-Produkte kauft, natürliche Reinigungslösungen verwendet und die Belastung durch Zigarettenrauch minimiert. Einzelpersonen sollten auch bei der Verwendung bestimmter Medikamente oder Körperpflegeartikel Vorsicht walten lassen und sich bei medizinischen Fachkräften über deren mögliche Auswirkungen auf die Fruchtbarkeit erkundigen.

Schließlich können sich Änderungen des Lebensstils positiv auf die Fortpflanzung Ergebnisse auswirken. Einzelpersonen können ihre Chancen auf eine Schwangerschaft verbessern, indem sie sich ausgewogen ernähren, regelmäßig Sport treiben, richtig mit Stress umgehen und ihre Belastung durch

Umweltschadstoffe begrenzen. Auch wenn diese Veränderungen möglicherweise keine Schwangerschaft gewährleisten, bilden sie doch die Grundlage für eine verbesserte reproduktive Gesundheit und ein besseres allgemeines Wohlbefinden. Wenn es um die Steigerung der Fruchtbarkeit geht, ist es immer am besten, sich von medizinischem Fachpersonal individuell beraten und helfen zu lassen.

KAPITEL 6. ART steht für Assisted Reproductive Technologies

Assistierte Reproduktionstechnologien (ART) haben den Bereich der Reproduktionsmedizin verändert und unfruchtbaren Menschen und Paaren Hoffnung und Antworten gebracht. Diese modernen Behandlungen bieten vielfältige Alternativen zur Bewältigung verschiedener Fortpflanzungs Probleme und ermöglichen es den Menschen, ihren Wunsch nach einer Familiengründung zu verwirklichen. Schauen wir uns einige der wichtigsten ART-Verfahren und ihre Bedeutung im Bereich der Reproduktionsmedizin an.

IUI (intrauterine Insemination)

Die intrauterine Insemination oder IUI ist eine einfache ART-Behandlung, bei der gereinigtes und konzentriertes Sperma direkt in die Gebärmutter einer Frau eingeführt wird. Ziel dieses Verfahrens ist es, die Empfängnis Chancen zu verbessern, indem die Spermien näher an die Eileiter abgegeben werden, wo die Befruchtung stattfindet. Eine IUI wird häufig Paaren empfohlen, die unter geringfügiger männlicher Unfruchtbarkeit, Gebärmutterhals Problemen oder ungeklärten Fortpflanzungs Problemen leiden. Es ist eine weniger invasive und kostengünstige Alternative zu anspruchsvollen Verfahren wie IVF.

IVF (In-vitro-Fertilization)

IVF oder In-vitro-Fertilisation ist eine der bekanntesten und am weitesten verbreiteten ART-Techniken. Dabei werden Eizellen mit Spermien in einer Laborumgebung außerhalb des Körpers der Frau befruchtet. Nach der Befruchtung werden die resultierenden Embryonen sorgfältig untersucht, bevor sie für eine erfolgreiche Schwangerschaft wieder in die Gebärmutter der

Frau eingesetzt werden. IVF eignet sich für eine Vielzahl von Unfruchtbarkeit Zuständen, wie z. B. Tubenfaktor-Unfruchtbarkeit, schwere männliche Faktor-Unfruchtbarkeit, Endometriose und fortgeschrittenes mütterliches Alter. Die Erfolgsquote ist höher und die genetische Untersuchung der Embryonen vor dem Transfer ist möglich.

Injektion von intrazytoplasmatischem Sperma (ICSI)

ICSI oder intrazytoplasmatische Spermieninjektion ist eine Spezialmethode, die häufig in Verbindung mit IVF eingesetzt wird. Dabei wird ein einzelnes Spermium direkt in eine Eizelle injiziert, um die Befruchtung einzuleiten. ICSI ist sehr hilfreich für Paare, die unter männlicher Unfruchtbarkeit leiden, wie z. B. einer geringen Spermienzahl, einer schlechten Spermienmotilität oder einer abweichenden Spermienmorphologie. ICSI erhöht die Chancen auf eine erfolgreiche Empfängnis- und Schwangerschaft, indem die natürliche Befruchtung Barrieren umgeht.

Spendersamen und Eizellen

Einzelpersonen oder Paare, die nicht in der Lage sind, mit ihren eigenen Keimzellen schwanger zu werden, können von gespendeten Eizellen und Spermien profitieren. Wenn die Eierstöcke einer Frau keine gesunden Eizellen produzieren können oder die Spermienqualität eines Mannes erheblich beeinträchtigt ist, ist die Verwendung von gespendeten Eizellen oder Spermien eine praktikable Alternative. Spender Gameten werden sorgfältig ausgewählt, um sicherzustellen, dass sie die erforderlichen Anforderungen erfüllen und rechtlichen und ethischen Richtlinien entsprechen. Gespendete Eizellen können mittels IVF oder ICSI befruchtet werden, während gespendetes Sperma in einer Vielzahl von Verfahren verwendet werden kann, einschließlich IUI, IVF oder ICSI.

Schwangerschafts Trägerinnen und Leihmutterschaft

Leihmutterschaft und Schwangerschaftsüberträgerinnen bedeuten, dass ein Dritter im Namen von Personen oder Paaren, die dazu nicht in der Lage sind, eine Schwangerschaft austrägt. Bei der traditionellen Leihmutterschaft werden die eigenen Eizellen der Leihmutter mit den Spermien des Wunsch Vaters befruchtet, während bei der Schwangerschafts-Leihmutterschaft der Embryo durch IVF erzeugt wird, wobei entweder das genetische Material des Wunschelterns oder Spender-Gameten verwendet werden. Leihmutterschaft ist ein komplizierter Prozess mit rechtlichen und ethischen Fragen, aber sie ist eine entscheidende Option für diejenigen, die aufgrund körperlicher Schwierigkeiten oder anderer Faktoren nicht in der Lage sind, schwanger zu werden.

Einzelpersonen und Paare, die die Freude der Mutterschaft erleben möchten, haben dank der assistierten Reproduktionstechnologie jetzt zusätzliche Möglichkeiten. Diese Methoden bieten eine Vielzahl von Alternativen, die auf bestimmte Ursachen der Unfruchtbarkeit zugeschnitten sind, sodass Einzelpersonen den Kurs wählen können, der am besten zu ihrer eigenen Situation passt.

KAPITEL 7. Alternative und ergänzende Fruchtbarkeitsbehandlungen

Wenn es um die Fruchtbarkeit geht, suchen viele Menschen und Paare nach alternativen und ergänzenden Methoden, um ihre Chancen auf eine Schwangerschaft zu verbessern. Diese Ansätze umfassen eine Vielzahl nicht-traditioneller Strategien, die darauf abzielen, die reproduktive Gesundheit zu unterstützen und Grunderkrankungen anzugehen, die die Fruchtbarkeit beeinträchtigen können. Schauen wir uns einige dieser Ansätze und ihre potenziellen Vorteile an:

Traditionelle Chinesische Medizin mit Akupunktur

Bei der Akupunktur, einem grundlegenden Bestandteil der Traditionellen Chinesischen Medizin (TCM), werden kleine Nadeln an bestimmten Stellen des Körpers gestochen. Es wird angenommen, dass diese alte Übung den Fluss der Qi-Energie im ganzen Körper kontrolliert. Ziel der Akupunktur ist es, durch die Stimulation dieser Stellen das Gleichgewicht wiederherzustellen und die reproduktive Gesundheit zu fördern. Akupunktur kann die Durchblutung der Fortpflanzungsorgane verbessern, den Hormonspiegel kontrollieren und Stress reduzieren, was alles die Fruchtbarkeit fördern kann.

Pflanzliche Heilmittel und Nahrungsergänzungsmittel

Bei alternativen Fruchtbarkeitsbehandlungen werden häufig pflanzliche Heilmittel und Nahrungsergänzungsmittel eingesetzt. Bestimmte Kräuter wie Mönchspfeffer und Maca-Wurzel sollen den Hormonhaushalt und die Regulierung des Menstruationszyklus unterstützen. Auch Nahrungsergänzungsmittel wie Folsäure, Omega-3-Fettsäuren und CoQ10 werden häufig verschrieben, um die reproduktive Gesundheit zu verbessern. Bevor Sie pflanzliche Therapien oder Nahrungsergänzungsmittel in Ihr Fortpflanzungsprogramm integrieren, wenden Sie sich an einen Gesundheitsdienstleister oder einen lizenzierten Kräuterkundler.

Geist-Körper-Techniken

Meditation, Yoga und Hypnotherapie sind Beispiele für Geist-Körper-Techniken. Die Verbindung zwischen Geist und Körper ist seit langem als wichtiges Element für die allgemeine Gesundheit und Fruchtbarkeit anerkannt. Meditation, Yoga und Hypnotherapie sind Praktiken, die dabei helfen können, Stress abzubauen, die Entspannung zu steigern und das emotionale Wohlbefinden zu verbessern. Stress kann Fortpflanzungsprozesse beeinträchtigen, indem er die Hormonproduktion stört. Einzelpersonen und Paare, die diese Geist-Körper-Strategien in ihre

Routinen integrieren, können bessere Ergebnisse bei der Fortpflanzung erzielen.

Chiropraktische Pflege und Massagetherapie

Chiropraktik und Massagetherapie sind ergänzende Methoden zur reproduktiven Gesundheit, die strukturelle und muskuläre Anomalien im Körper behandeln. Chiropraktische Anpassungen zielen darauf ab, die Wirbelsäule und das Becken neu auszurichten, wodurch die Nervenfunktion und die Blutversorgung der Fortpflanzungsorgane verbessert werden können. Eine Massagetherapie hingegen kann dazu beitragen, Muskelverspannungen zu reduzieren, die Durchblutung zu verbessern und die Entspannung zu fördern, was sich allesamt positiv auf die Fruchtbarkeit auswirken kann.

Integrative Fruchtbarkeitsbehandlung

Die integrative Kinderwunschbehandlung umfasst schulmedizinische Therapien sowie komplementäre und alternative Praktiken. Dieser Ansatz erkennt die Bedeutung sowohl konventioneller medizinischer Behandlungen als auch alternativer Therapien an und zielt darauf ab, einen ganzheitlichen und individuellen Ansatz für die Fruchtbarkeit zu bieten. Integrative Techniken können den Einsatz medizinischer Eingriffe wie assistierter Reproduktionstechnologien (ART) in Verbindung mit alternativen Praktiken wie Akupunktur, Kräutertherapie und Änderungen des Lebensstils umfassen.

Obwohl alternative und ergänzende Methoden zur Fruchtbarkeit erhebliche Vorteile bieten können, müssen sie mit Vorsicht angegangen werden. Die Beratung durch Spezialisten für reproduktive Gesundheit und die Integration dieser Praktiken in die evidenzbasierte medizinische Versorgung kann einen umfassenden Ansatz zur Steigerung der Fruchtbarkeit und des allgemeinen Wohlbefindens bieten. Der Lebensweg jeder Person oder jedes

Paares ist einzigartig und die Bestimmung der besten Behandlung Kombination, die den persönlichen Überzeugungen und Werten entspricht, ist entscheidend für die Erzielung optimaler Fruchtbarkeit Ergebnisse.

KAPITEL 8. Emotionale und psychologische Unterstützung während der Fruchtbarkeit Reise

Sowohl Einzelpersonen als auch Paare können eine emotionale Achterbahnfahrt erleben, wenn sie sich auf die Suche nach Fortpflanzung begeben. Höhen und Tiefen, Hoffnungen und Enttäuschungen sowie ein überwältigendes Gefühl der Unsicherheit können Auswirkungen auf die psychische Gesundheit haben. Es gibt jedoch zahlreiche Methoden, diesen schwierigen Weg zu bewältigen und in dieser schwierigen Zeit Frieden zu finden.

Bewältigung der emotionalen Achterbahnfahrt

Der Umgang mit der emotionalen Achterbahnfahrt der Unfruchtbarkeit erfordert verschiedene Bewältigungsmechanismen. Es ist wichtig, Ihre Emotionen zu erkennen und zu bestätigen und sich die Möglichkeit zu geben, zu trauern und Traurigkeit, Frustration oder Wut zu verarbeiten. Der Aufbau eines Unterstützungsnetzwerks aus verständnisvollen Verwandten und Freunden, die ein offenes Ohr und eine Schulter zum Ausweinen haben, kann einen großen Unterschied machen. Darüber hinaus können die Teilnahme an unterhaltsamen Aktivitäten, das Üben von Achtsamkeit und die professionelle Behandlung durch Fruchtbarkeit Therapeuten zur Entwicklung effizienter Bewältigungsmechanismen beitragen.

Kommunikations- und Beziehungsschwierigkeiten

Selbst die stärksten Beziehungen können durch Unfruchtbarkeit auf die Probe gestellt werden. Durch Stress und Druck können Missverständnisse, Meinungsverschiedenheiten und das Gefühl der Isolation entstehen. Um während dieser Reise eine solide Beziehung zu Ihrem Partner aufrechtzuerhalten, ist eine offene und ehrliche

Kommunikation erforderlich. Die Schaffung eines sicheren Bereichs, in dem Menschen ihre Gedanken, Sorgen und Hoffnungen besprechen können, kann dazu beitragen, Verständnis und Empathie zu fördern. Auch die Suche nach einer Paarberatung oder die gemeinsame Teilnahme an Therapiesitzungen können nützliche Strategien zur Bewältigung von Problemen und zum Aufbau von Beziehungen bieten.

Beratungsdienste und Selbsthilfegruppen

Selbsthilfegruppen und Beratungsdienste, die sich ausschließlich an Menschen und Paare richten, die sich reproduktiven Behandlungen unterziehen, können eine Lebensader emotionaler Unterstützung sein. Diese Clubs vermitteln ein Gemeinschaftsgefühl, in dem Menschen ihre Erfahrungen austauschen können und Trost in dem Wissen finden, dass sie nicht allein sind. Der Beitritt zu einer Selbsthilfegruppe oder die Suche nach individueller Beratung kann Ihnen einen sicheren Rahmen bieten, in dem Sie Ihre Gefühle erforschen, Bewältigungsstrategien erlernen und Ratschläge von Menschen erhalten können, die die spezifischen Herausforderungen der Fortpflanzungsweise verstehen.

Entwicklung von Selbstfürsorge Praktiken

Es ist wichtig, dass Sie während der Fortpflanzungszeit Wert auf Selbstfürsorge legen und Ihr allgemeines Wohlbefinden fördern. Dazu gehört die Erhaltung Ihrer körperlichen Gesundheit durch häufige Bewegung, eine ausgewogene Ernährung und ausreichend Entspannung. Selbstfürsorge hingegen umfasst die Förderung Ihres geistigen und emotionalen Wohlbefindens. Aktivitäten, die Ihnen Freude bereiten, Entspannungstechniken wie Meditation oder Yoga und die Erkundung kreativer Möglichkeiten können

Ihnen dabei helfen, Stress abzubauen und eine glückliche Einstellung zu bewahren.

Vorbereitung auf Elternschaft und Schwangerschaft

Es ist wichtig, den Optimismus zu bewahren und sich auf die Möglichkeit einer Schwangerschaft und Familie vorzubereiten, während man gleichzeitig mit den emotionalen Problemen der Unfruchtbarkeit zurechtkommt. Dazu gehört es, über die Möglichkeiten der Fruchtbarkeitsbehandlung auf dem Laufenden zu bleiben, sie mit medizinischen Fachkräften zu besprechen und die voraussichtlichen Ergebnisse zu verstehen. Einzelpersonen und Paare, die sich über den Prozess informieren, können fundiertere Entscheidungen treffen und sich während ihrer Fortpflanzungsreise kraftvoller fühlen.

Schließlich sind emotionale und psychologische Unterstützung bei der Bewältigung des

Fruchtbarkeits-Prozesses von entscheidender Bedeutung. Die Bewältigung der emotionalen Achterbahnfahrt, die Auseinandersetzung mit Kommunikations- und Beziehungsproblemen, die Suche nach Selbsthilfegruppen und Beratungsdiensten, die Pflege von Selbstfürsorge Praktiken und die Vorbereitung auf Schwangerschaft und Elternschaft sind alles entscheidende Aspekte, um in dieser transformativen Zeit wieder Gleichgewicht, Hoffnung und Belastbarkeit wiederzugewinnen. Denken Sie daran, dass Sie nicht allein sind und dass es Dienste gibt, die Sie bei jedem Schritt des Prozesses unterstützen.

KAPITEL 9. Schwangerschaftsvorsorge: Ernährungsrichtlinien und Änderungen des Lebensstils

Eine präkonzeptionelle Planung ist für eine erfolgreiche Schwangerschaft und die Gesundheit von Mutter und Kind von entscheidender Bedeutung. Es erfordert erhebliche Anpassungen der Ernährung und des Lebensstils, um die Fruchtbarkeit zu verbessern und den Körper auf die Schwangerschaft vorzubereiten.

Voreingenommene Ernährungsrichtlinien betonen die Bedeutung einer ausgewogenen Ernährung, die reich an wichtigen Nährstoffen ist. Dazu gehört der Verzehr einer Mischung aus Obst, Gemüse, Vollkornprodukten, magerem Fleisch und gesunden Fetten. In dieser Phase sind Folsäure, Eisen, Kalzium und Omega-3-Fettsäuren sehr wichtig. Ein gesundes Gewicht ist besonders wichtig, da sowohl

Unter- als auch Über Gewichtsprobleme Auswirkungen auf die Fruchtbarkeit haben können. Es wird empfohlen, durch ausreichende Ernährung und regelmäßige Bewegung einen gesunden BMI aufrechtzuerhalten.

Auch Änderungen im Lebensstil sind für die Vorurteils Planung von entscheidender Bedeutung. Mit dem Rauchen aufzuhören und den Alkoholkonsum einzuschränken, sind entscheidend für die Steigerung der Fruchtbarkeit und die Verringerung des Risikos von Schwangerschaftsproblemen. Es wird außerdem empfohlen, auf den Konsum illegaler Drogen zu verzichten und den Kaffeekonsum einzuschränken. Regelmäßige Bewegung, Stressbewältigungsstrategien und ausreichend Schlaf tragen zur allgemeinen Gesundheit und Fruchtbarkeit bei.

Paare mit Kinderwunsch sollten einen Arzt aufsuchen, um alle zugrunde liegenden medizinischen Probleme oder genetischen Bedenken zu klären. Eine Vorsorgeuntersuchung kann dabei helfen, mögliche Fruchtbarkeits- oder Schwangerschaftsschwierigkeiten zu erkennen und zu bewältigen. Darüber hinaus ist es wichtig sicherzustellen, dass die Impfstoffe auf dem neuesten Stand sind und alle wichtigen Medikamente mit einem Gesundheitsexperten besprochen werden.

Paare können ihre Chancen auf eine Schwangerschaft und eine gesunde Schwangerschaft verbessern, indem sie diese Ernährungsempfehlungen befolgen und ihren Lebensstil positiv anpassen.

Erhaltung der Fruchtbarkeit

Die Erhaltung der Fruchtbarkeit ist ein wachsendes Anliegen für Einzelpersonen und Paare, die noch nicht bereit sind, eine Familie zu gründen, aber ihre Fortpflanzungsmöglichkeiten für die Zukunft erhalten möchten. Einzelpersonen können aus verschiedenen Gründen eine Erhaltung der Fruchtbarkeit anstreben, darunter medizinische Behandlungen, die die Fruchtbarkeit beeinflussen können, persönliche Situationen oder berufliche Erwägungen.

Das Einfrieren von Eizellen, auch Kryokonservierung von Eizellen genannt, ist eine der häufigsten Methoden zur Erhaltung der Fruchtbarkeit bei Frauen. Dabei werden Eizellen aus den Eierstöcken entnommen, eingefroren und für die künftige Verwendung aufbewahrt. Es ermöglicht Frauen, ihr Fruchtbarkeitspotenzial zu bewahren und ihre Chancen auf eine Schwangerschaft zu erhöhen, wenn die Zeit gekommen ist.

Das Einfrieren von Spermien, auch Kryokonservierung von Spermien genannt, ist ein beliebtes Verfahren zur Erhaltung der Fruchtbarkeit bei Männern. Dabei werden Spermienproben entnommen und für die spätere Verwendung eingefroren. Dieses Verfahren wird in der Regel vor Behandlungen angewendet, die die Fruchtbarkeit beeinträchtigen können, beispielsweise einer Chemotherapie oder einer Operation.

Die Techniken zur Fruchtbarkeitserhaltung werden ständig verbessert und es entstehen neue Möglichkeiten, wie die Kryokonservierung von Eierstockgewebe und das Einfrieren von Hodengewebe. In einigen Fällen bieten diese Behandlungen zusätzliche Möglichkeiten zur Erhaltung der Fruchtbarkeit.

Personen, die über die Erhaltung der Fruchtbarkeit nachdenken, sollten mit Fruchtbarkeitsexperten sprechen, die ausführliche Informationen über die verfügbaren Optionen, Erfolgsraten und potenziellen Gefahren liefern können. Diese Gespräche werden Einzelpersonen dabei helfen, fundierte Entscheidungen über ihr Fortpflanzungsschicksal zu treffen, und ihnen die besten Chancen geben, zu gegebener Zeit das gewünschte Ergebnis zu erzielen.

Schwangerschaftsbetreuung und vorgeburtliche Tests

Schwangerschaftsvorsorge und -tests sind entscheidende Komponenten für eine erfolgreiche Schwangerschaft und die Gesundheit sowohl der Mutter als auch des sich entwickelnden Kindes. Zur Schwangerschaftsvorsorge gehören regelmäßige Kontrolluntersuchungen, Vorsorgeuntersuchungen und Tests, um den Verlauf der Schwangerschaft zu überwachen und mögliche Probleme zu erkennen.

Während der Schwangerschaft sind regelmäßige Besuche bei einem Arzt erforderlich, um die Gesundheit der Mutter sowie das Wachstum und die Entwicklung des Babys zu überwachen. Körperliche Untersuchungen, Blutdruckmessungen, Gewichtskontrolle und Urintests sind bei diesen Terminen üblich. Sie bieten schwangeren Eltern auch die Möglichkeit, auf etwaige Probleme und Bedenken einzugehen.

Pränatale Tests sind wichtig, um den Gesundheitszustand des Babys zu überprüfen und mögliche Gefahren oder genetische Störungen zu erkennen. Pränatale Tests gibt es in verschiedenen Formen, von Routineuntersuchungen bis hin zu diagnostischen Untersuchungen. Routineuntersuchungen wie Bluttests und Ultraschalluntersuchungen können bei der Identifizierung potenzieller Probleme wie Schwangerschaftsdiabetes, Präeklampsie und Chromosomenanomalien wie dem Down-Syndrom helfen. Diese Bildschirme liefern wichtige Informationen, die es Gesundheitsdienstleistern ermöglichen, die Schwangerschaft genau zu überwachen und bei Bedarf einzugreifen.

Personen mit einem hohen Risiko für genetische Erkrankungen oder bestimmte medizinische Probleme erhalten diagnostische Tests wie

Amniozentese und Chorionzottenbiopsie (CVS). Bei diesen Tests wird eine Probe von Fruchtwasser oder Plazentagewebe entnommen, um die Chromosomen des Babys besser beurteilen und etwaige genetische Anomalien feststellen zu können.

Bei der Schwangerschaftsvorsorge geht es auch darum, die werdende Frau zu einem gesunden Lebensstil zu ermutigen. Dazu gehören Informationen zu gesunder Ernährung, regelmäßiger Bewegung, Gewichtskontrolle und dem Verzicht auf gefährliche Drogen wie Tabak, Alkohol und einige Arzneimittel. Pränatale Vitamine, insbesondere Folsäure, werden verschrieben, um die Entwicklung des Fötus zu unterstützen und bestimmte Geburtsanomalien zu vermeiden.

Ein weiterer wichtiger Teil der Schwangerschaftsbetreuung ist das emotionale Wohlbefinden. Hormonale Veränderungen und die Aussicht, Eltern zu werden, können vielfältige

Emotionen hervorrufen. Um emotionale Probleme zu behandeln und einen positiven Geisteszustand zu fördern, können Gesundheitsdienstleister Klienten beraten oder sie an unterstützende Ressourcen verweisen.

Insgesamt zielen Schwangerschaftsbetreuung und pränatale Tests darauf ab, eine gesunde Schwangerschaft zu gewährleisten, mögliche Risiken oder Schwierigkeiten zu erkennen und notwendige Interventionen und Unterstützung zu leisten. Werdende Eltern können zu ihrer eigenen Gesundheit und der ihres ungeborenen Kindes beitragen, indem sie sich aktiv an der Schwangerschaftsvorsorge beteiligen und den Empfehlungen der Gesundheitsdienstleister folgen.

Herausforderungen und Belohnungen für Eltern

Elternschaft ist eine lebensverändernde Erfahrung voller einzigartiger Herausforderungen und Belohnungen. Es ist eine Zeit großer Liebe,

Entwicklung und Lernens, aber sie bringt auch eine Menge Pflichten und Anpassungen mit sich.

Einer der schwierigsten Aspekte der Elternschaft ist die daraus resultierende Anpassung der Prioritäten und des Lebensstils. Die Betreuung eines Kindes erfordert enorm viel Zeit, Energie und Konzentration. Schlaflose Nächte, Fütterungspläne, Windelwechsel und die Aufrechterhaltung der ständigen Aufmerksamkeit können körperlich und emotional anstrengend sein. Es handelt sich um eine Anpassungsphase, in der sich die Menschen an ihre neue Position als Eltern gewöhnen und sich mit den täglichen Aufgaben der Kinderbetreuung befassen.

Finanzielle Faktoren sind bei der Mutterschaft gleichermaßen wichtig. Die Erziehung eines Kindes erfordert Ausgaben für Dinge wie Gesundheitsversorgung, Bildung, Kleidung und andere grundlegende Dinge. Viele Eltern legen Wert darauf, für die Zukunft zu sparen und die finanzielle Sicherheit aufrechtzuerhalten.

Elternschaft bringt auch eine Reihe von Entscheidungen mit sich, von der Auswahl der besten Kinderbetreuungsoptionen bis hin zu Bildungsentscheidungen für das Kind. Die Vereinbarkeit von Berufs- und Familienleben kann ein nie endender Balanceakt sein, der ein hervorragendes Zeitmanagement und Unterstützungssysteme erfordert.

Trotz der Schwierigkeiten bereitet die Mutterschaft große Freude und Belohnungen. Die Verbindung zwischen Eltern und Kind ist einzigartig, erfüllt von bedingungsloser Liebe und der Befriedigung, ein Kind wachsen und entwickeln zu sehen. Vom ersten Grinsen bis zu den ersten Schritten verspüren Eltern große Freude und Erfolg an den Meilensteinen ihres Kindes.

Elternschaft bietet auch Möglichkeiten zur persönlichen Entwicklung und zum Lernen. Es lehrt Menschen, geduldig, selbstlos und fürsorglich zu sein. Es bietet die Möglichkeit, der nächsten

Generation Werte, Bräuche und Lebenslektionen zu vermitteln und so tiefgreifende Auswirkungen auf die Zukunft zu haben.

Darüber hinaus geht die Freude an der Mutterschaft über die unmittelbare Familie hinaus. Der Kontakt zu anderen Eltern, der Aufbau von Unterstützungsnetzwerken und die Teilnahme an Elterngemeinschaften können dazu beitragen, ein Zugehörigkeitsgefühl und gemeinsame Erfahrungen zu fördern.

Während die Verantwortung, die Elternschaft mit sich bringt, manchmal überwältigend sein mag, sind die Freuden und Belohnungen grenzenlos. Elternschaft bedeutet, sich auf einen lebenslangen Weg der Liebe, des Wachstums und der grenzenlosen Möglichkeiten für Eltern und Kinder einzulassen.

ABSCHLUSS

Zusammenfassend ist „The Fertility and Infertility Balm" eine zum Nachdenken anregende und aufschlussreiche Diskussion über den komplizierten Weg zur Elternschaft. Das Buch lenkt durch seine faszinierende Erzählung und umfangreiche Recherche die Aufmerksamkeit auf die emotionalen, physischen und gesellschaftlichen Probleme, mit denen Einzelpersonen und Paare konfrontiert sind, die mit Fruchtbarkeitsproblemen zu kämpfen haben. Es bietet eine sympathische und stärkende Sichtweise sowie einen umfassenden Ansatz zum Verständnis und zur Behandlung von Unfruchtbarkeit. „Der Fruchtbarkeits- und Unfruchtbarkeitsbalsam" bietet mit seiner Mischung aus persönlichen Anekdoten, wissenschaftlichen Erklärungen und praktischen Ratschlägen einen Hoffnungsschimmer und Ermutigung für Menschen, die diesen höchst persönlichen Weg beschreiten. Es ist eine fantastische Ressource, die Empathie, Belastbarkeit und fundierte Entscheidungsfindung fördert und es zu einer Pflichtlektüre für jeden macht, der von der starken Sehnsucht nach einem Kind berührt wurde.

Darüber hinaus geht „The Fertility and Infertility Balm" über die bloße Untersuchung von Fruchtbarkeit und Unfruchtbarkeit aus medizinischer Sicht hinaus. Es untersucht die emotionalen und psychologischen Auswirkungen, die diese Hindernisse auf Einzelpersonen und ihre Beziehungen haben können, und gibt Ratschläge, wie man die emotionale Achterbahnfahrt bewältigen kann, die solche Reisen mit sich bringen.

In dem Buch wird die Bedeutung von Selbstfürsorge, Selbstmitgefühl und der Suche nach Unterstützung durch geliebte Menschen und professionelle Ressourcen hervorgehoben. Es zerstreut gängige Mythen und Stigmata rund um

Unfruchtbarkeit und fördert eine integrativere und verständnisvollere Kultur, die Empathie und Mitgefühl für diejenigen fördert, die nicht schwanger werden können. „The Fertility and Infertility Balm" befasst sich auch mit alternativen Wegen zur Elternschaft, wie Adoption, Leihmutterschaft und assistierten Reproduktionstechnologien, und gibt den Lesern einen gründlichen Überblick über die verfügbaren Möglichkeiten. Es lädt den Leser ein, alle Möglichkeiten zu erkunden und dabei seinen eigenen Grenzen und persönlichen Werten treu zu bleiben.

Schließlich bietet dieses Buch Trost, Weisheit und Inspiration für Einzelpersonen und Paare, die sich in der komplexen und oft einsamen Welt der Fortpflanzungsprobleme zurechtfinden. Es vermittelt eine Botschaft des Optimismus und erinnert die Leser daran, dass sie auf ihrem Weg nicht allein sind und dass Hilfe und Verständnis verfügbar sind.

Es handelt sich um eine fürsorgliche und lehrreiche Ressource, die sich mit den vielen Facetten von Fruchtbarkeitsproblemen befasst. Dieses Buch bietet Trost und einen Plan für Menschen und Paare, die versuchen, ihre Familie zu vergrößern, mit aufschlussreichen Anleitungen, ermutigenden Anekdoten und praktischer Hilfe. Es ist ein Denkmal für die Stärke des menschlichen Geistes und die Beharrlichkeit von Menschen, die Schwierigkeiten auf dem Weg zur Elternschaft überwinden.

ANERKENNUNG

Liebe geschätzte Leser,

Wir möchten Ihnen unsere tiefste Wertschätzung dafür zum Ausdruck bringen, dass Sie sich entschieden haben, unser Buch zu lesen und Ihre Zeit dafür aufgewendet haben. Wir freuen uns über Ihre tatkräftige Unterstützung und Ihren wertvollen Input. Als Autoren legen wir Wert darauf, interessantes Material zu produzieren, und wir würden uns sehr über Ihre Hilfe bei der Bereitstellung einer unvoreingenommenen Rezension freuen.

Ihre Bewertungen sind nicht nur für uns wichtig, sondern auch für potenzielle Leser, die bei der Auswahl ihres nächsten Buches auf fundierte Meinungen angewiesen sind. Ganz gleich, ob Sie unser Buch großartig finden oder es Mängel aufweist: Ihre Meinung dient uns als fortlaufende Inspirationsquelle, um Geschichten zu erschaffen, die Sie wirklich ansprechen.

Wir würden uns freuen, wenn Sie sich ein paar Sekunden Zeit nehmen könnten, um Ihre Kommentare auf Amazon zu teilen. Ihr Feedback hat das Potenzial, einen großen Einfluss auf den Erfolg und die Reichweite unseres Buches zu haben und es einem größeren Publikum zugänglich zu machen. Ihre Rezension muss nicht lang oder kompliziert sein; Es wäre sehr willkommen, einfach nur Ihre wahren Ideen darzulegen, Dinge hervorzuheben, die Sie betreffen, oder wichtige Punkte anzusprechen. Wir möchten uns noch einmal bei Ihnen dafür bedanken, dass Sie Teil unseres literarischen Abenteuers waren. Ihre kontinuierliche Unterstützung und Teilnahme sind für uns von entscheidender Bedeutung. Wir freuen uns darauf, Ihre Bewertungen zu lesen und uns gemeinsam mit Ihnen weiterzuentwickeln.

Beste grüße!

A JOURNAL FOR CHECK-UP

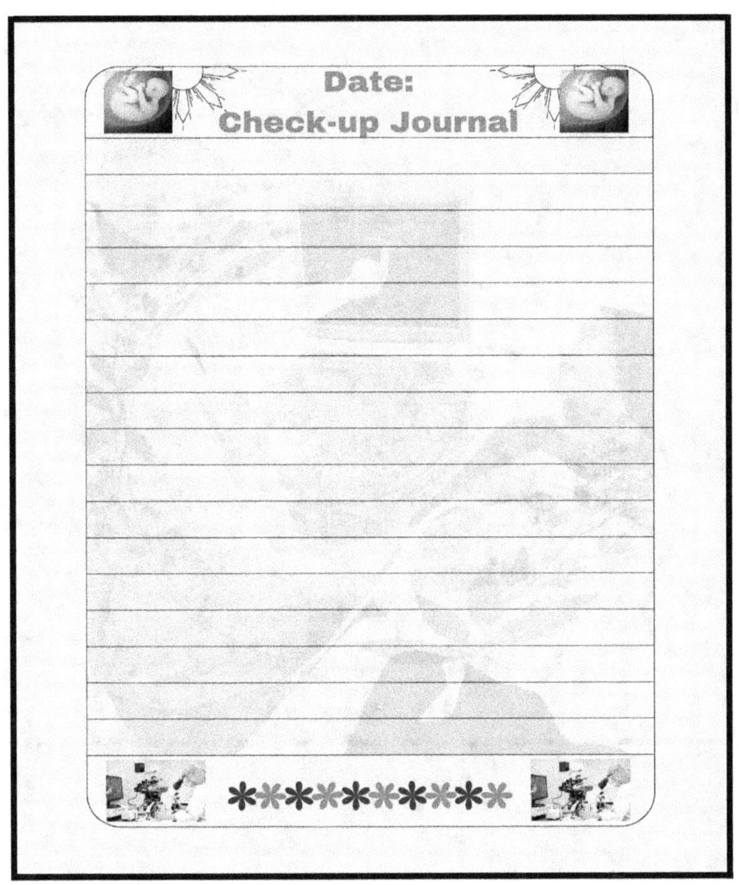

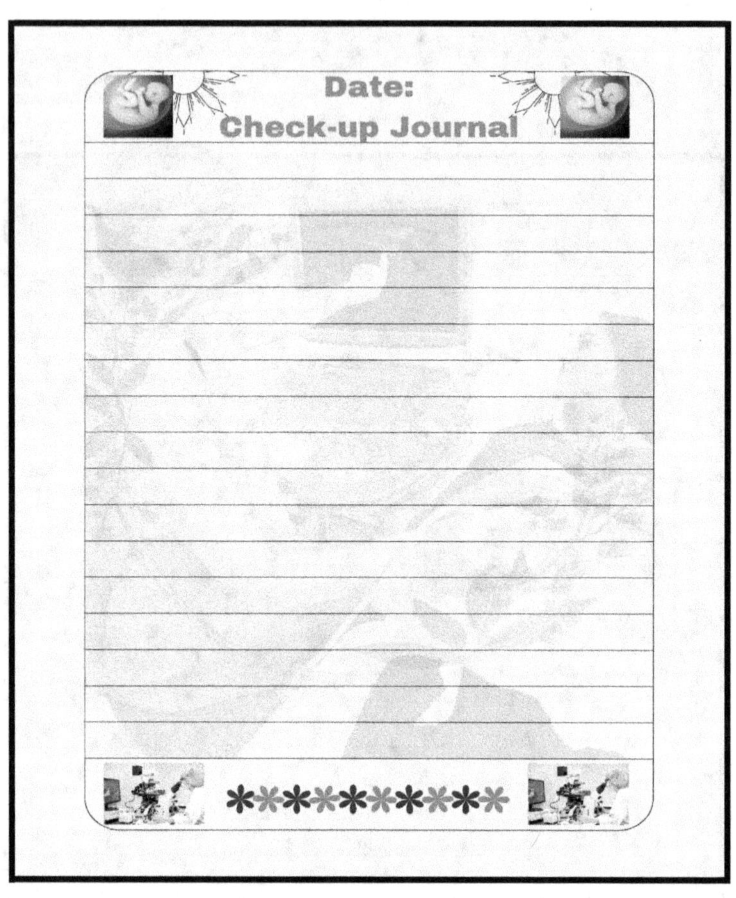
Date:
Check-up Journal
****

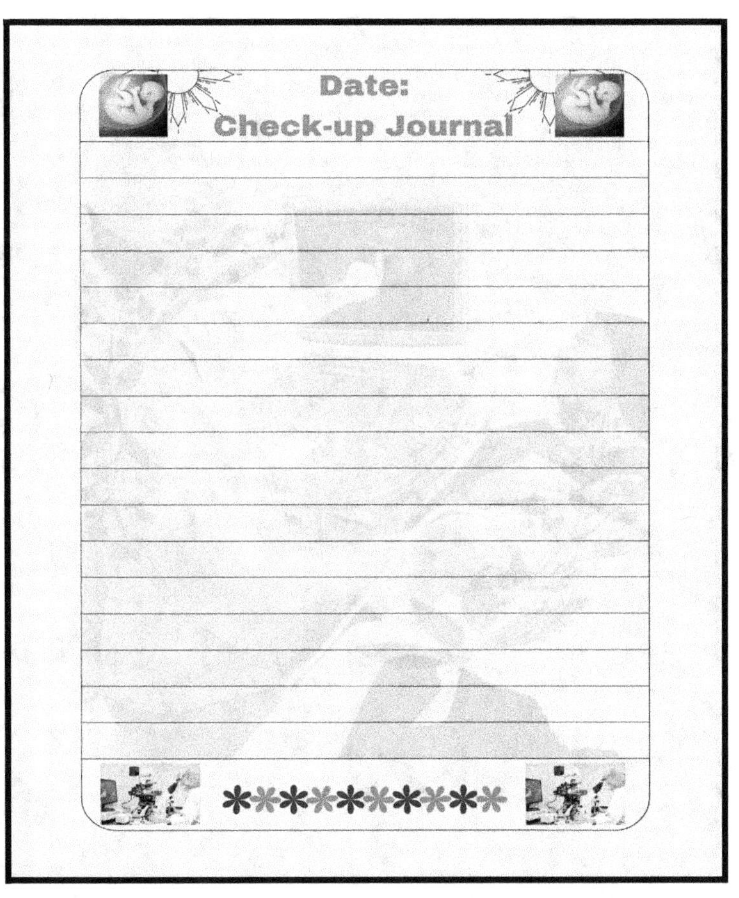
Date:
Check-up Journal
****

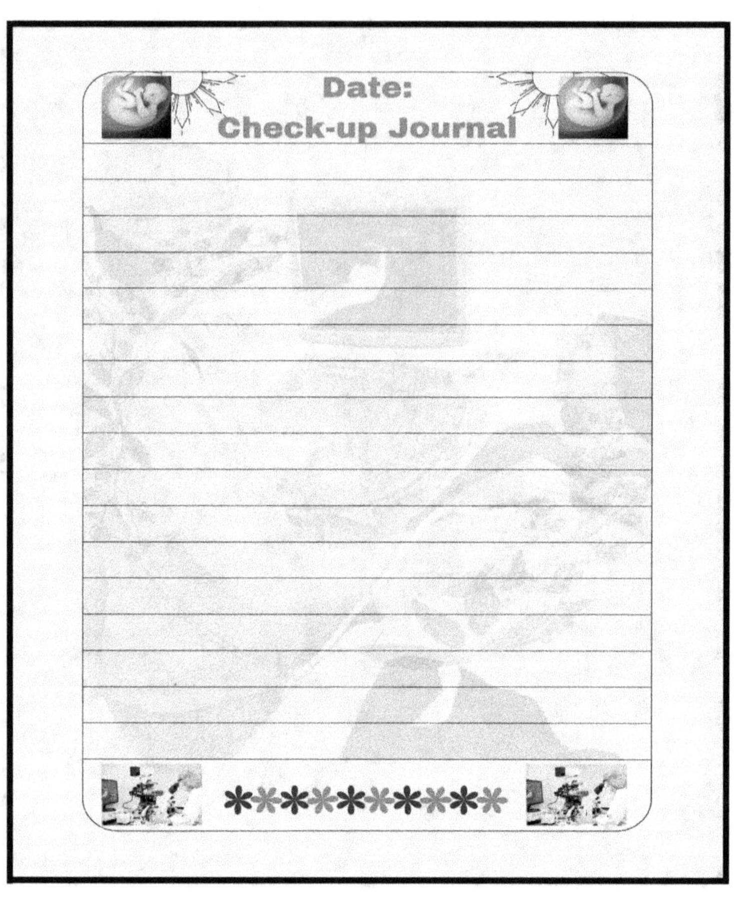

Date:
Check-up Journal
****

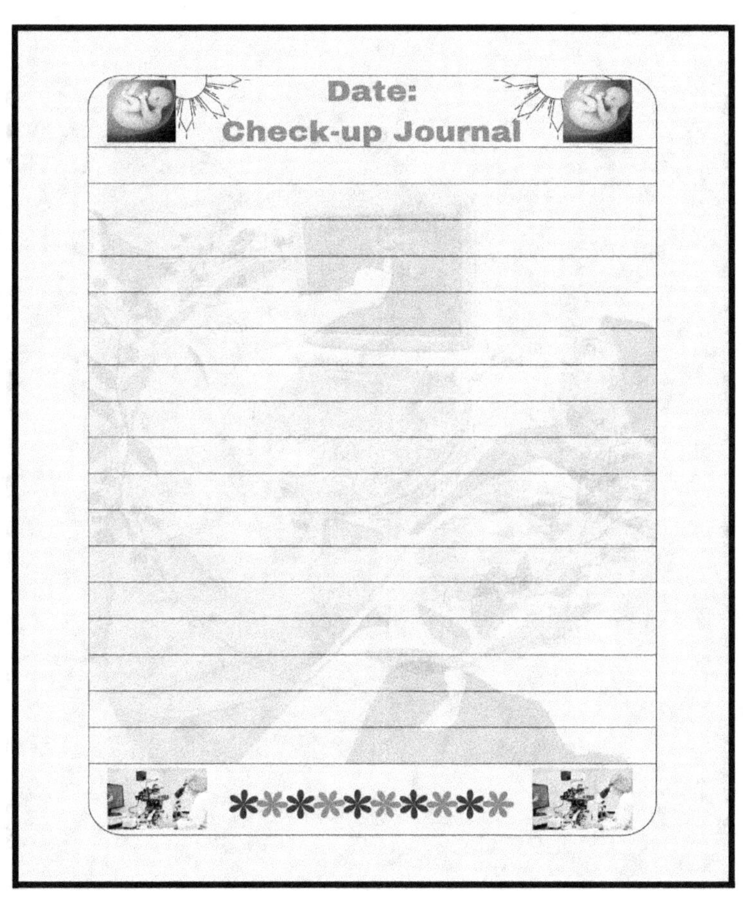
Date:
Check-up Journal
****

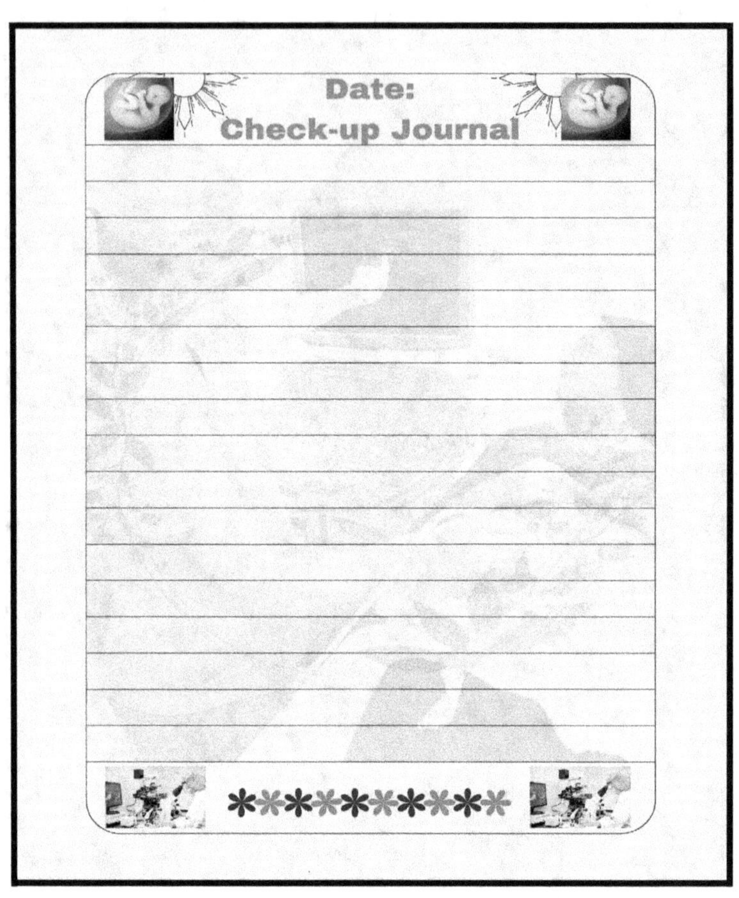

Date:
Check-up Journal
****

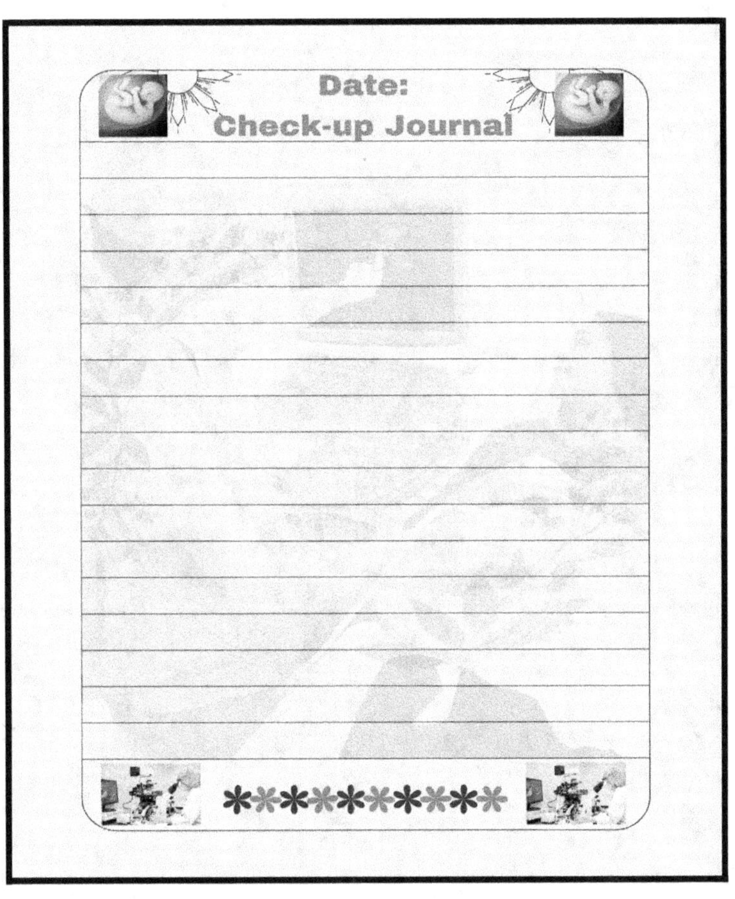

Date:
Check-up Journal
****

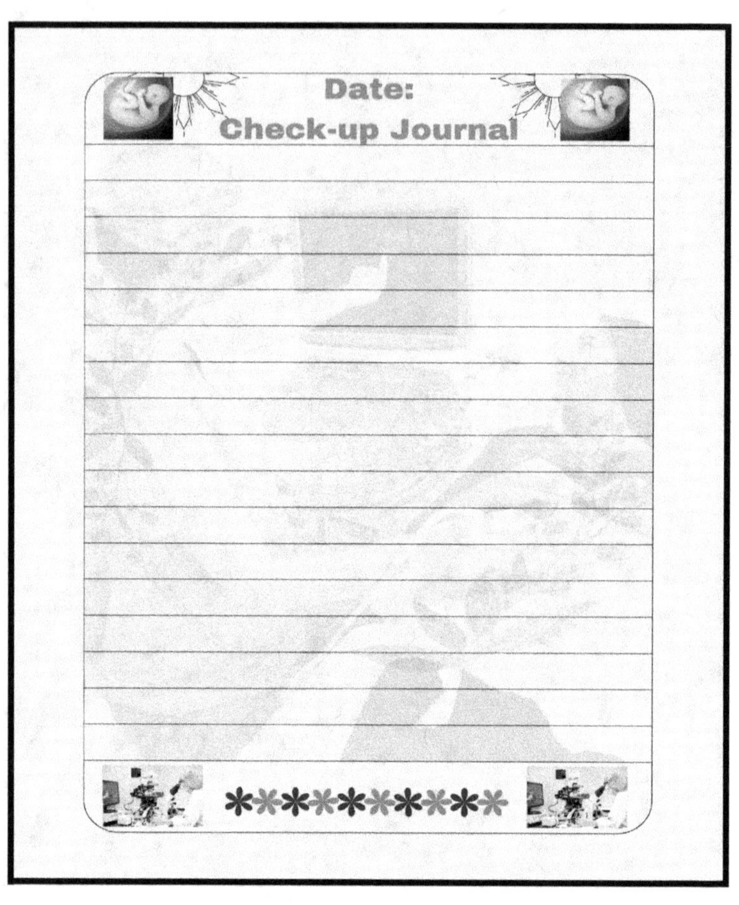

Date:
Check-up Journal
****

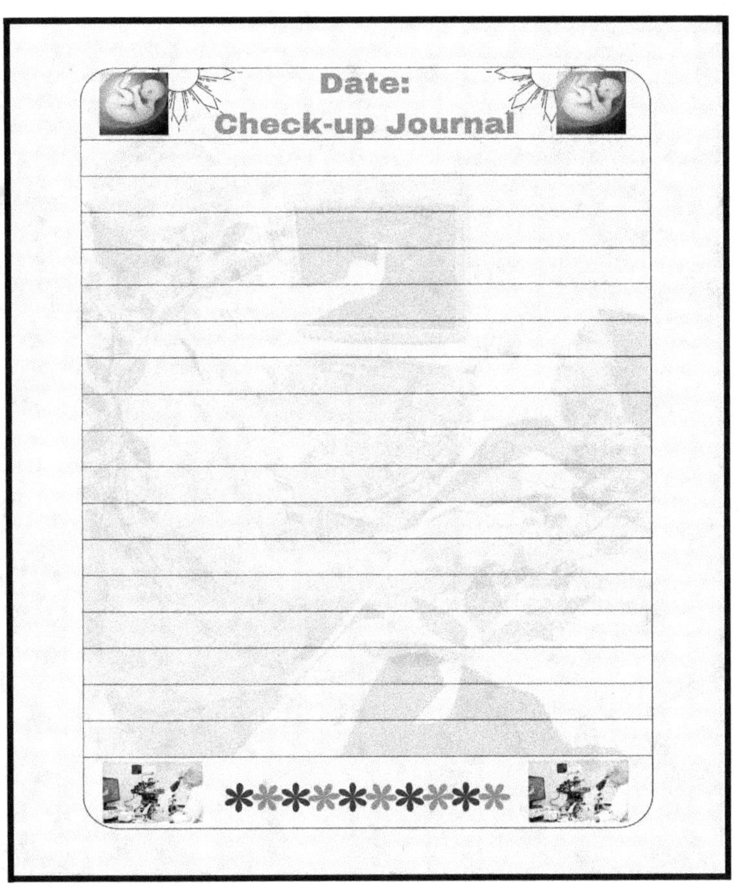

Date:
Check-up Journal
****

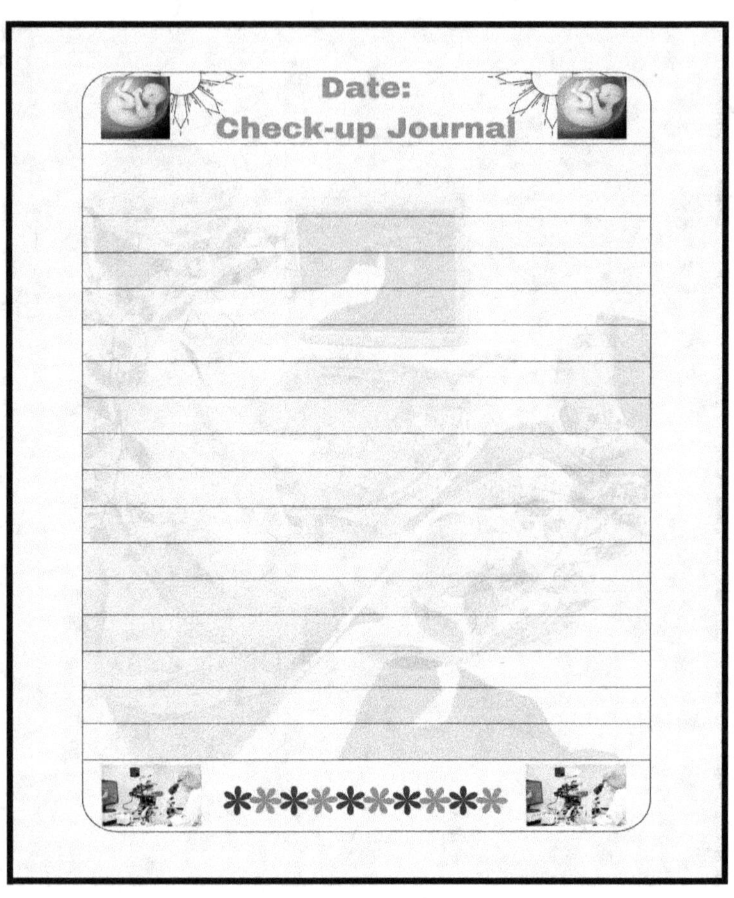

Date:
Check-up Journal
****

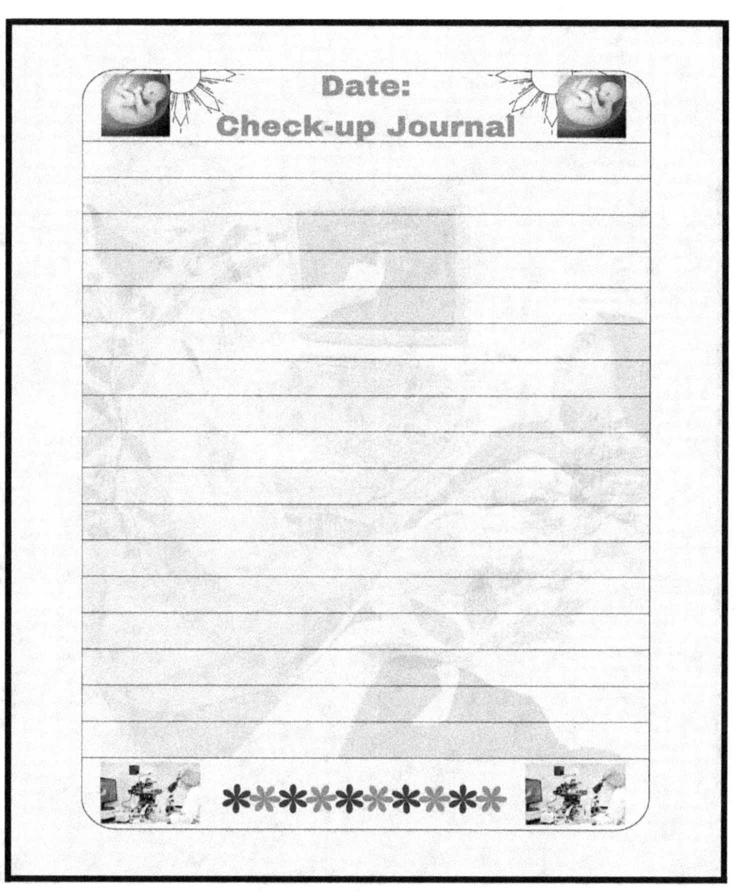

Date:
Check-up Journal
****

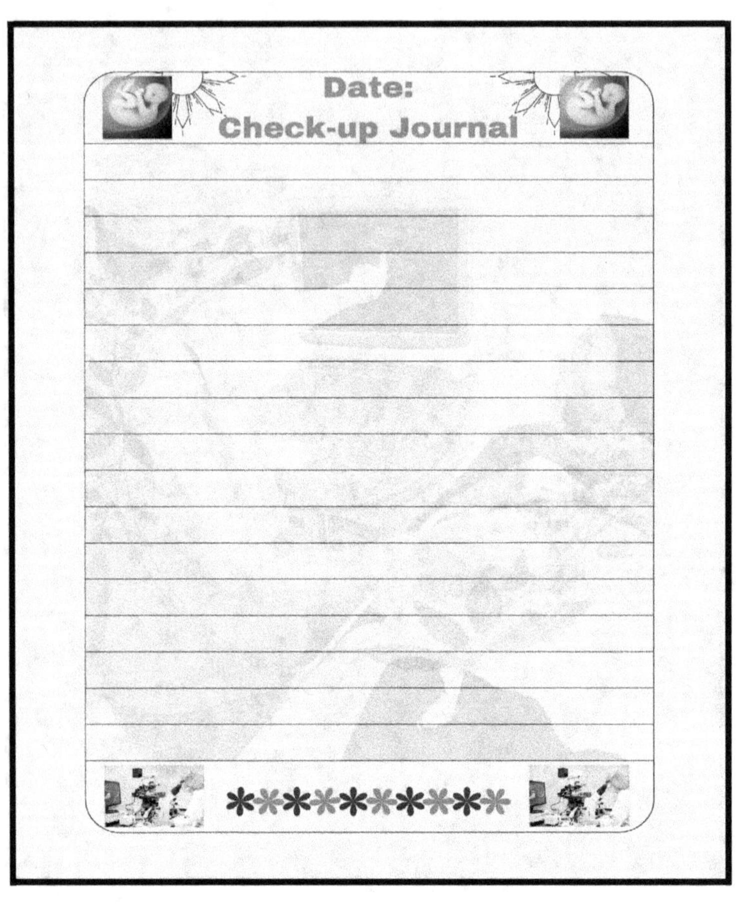
Date:
Check-up Journal
****

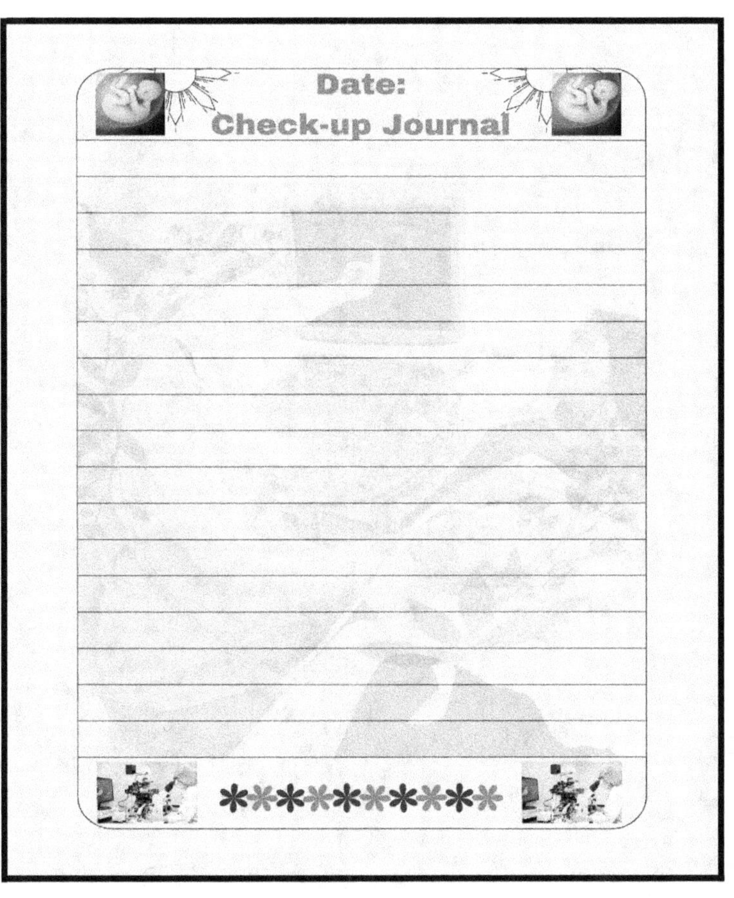

Date:
Check-up Journal
****

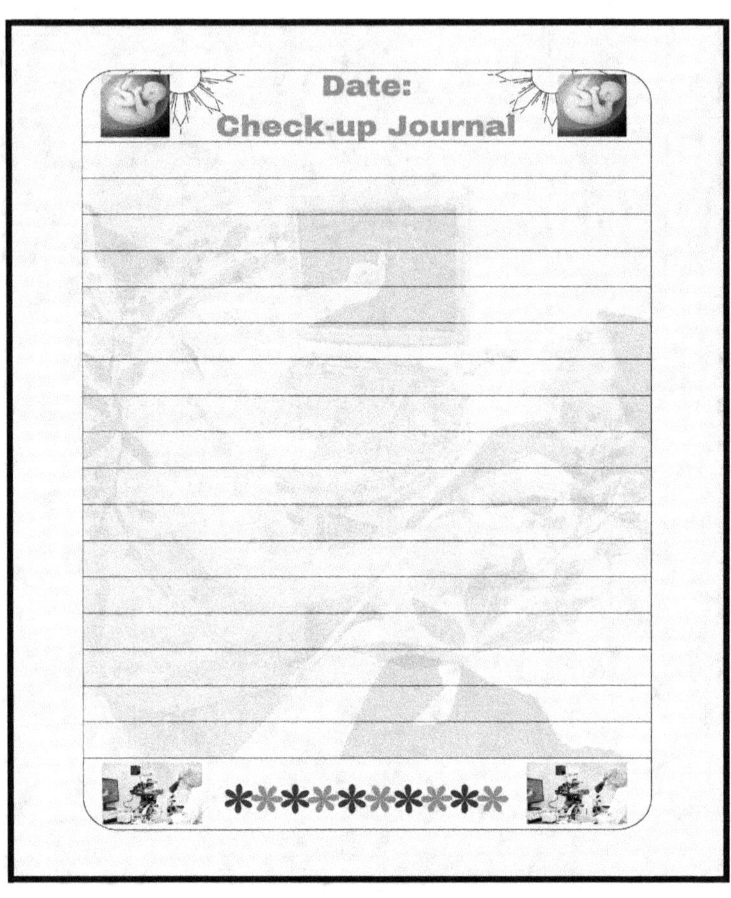

Date:
Check-up Journal
****

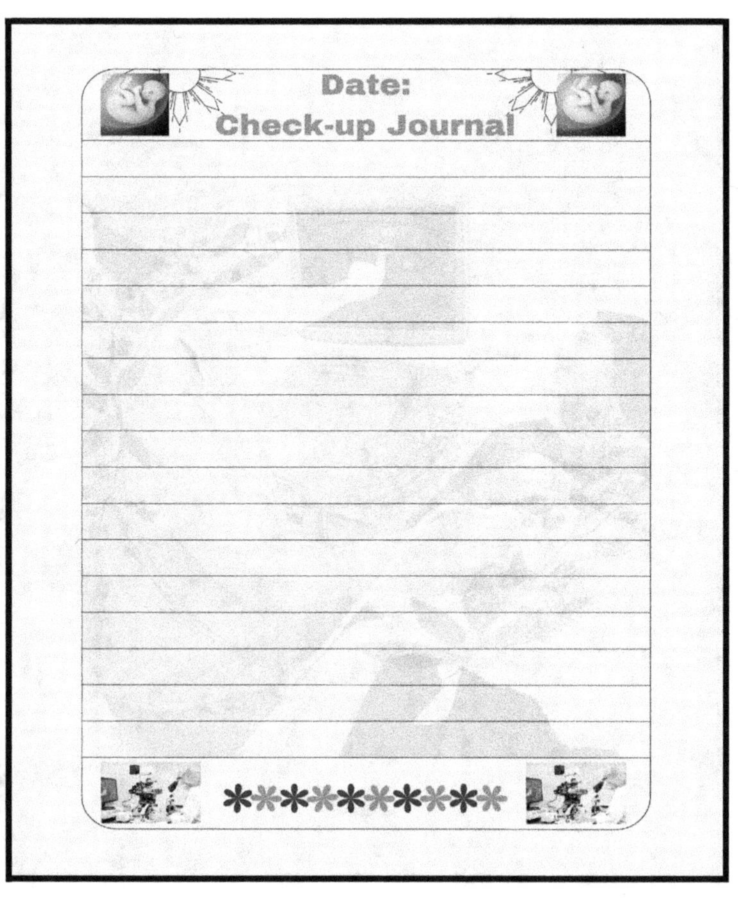

Date:
Check-up Journal
****

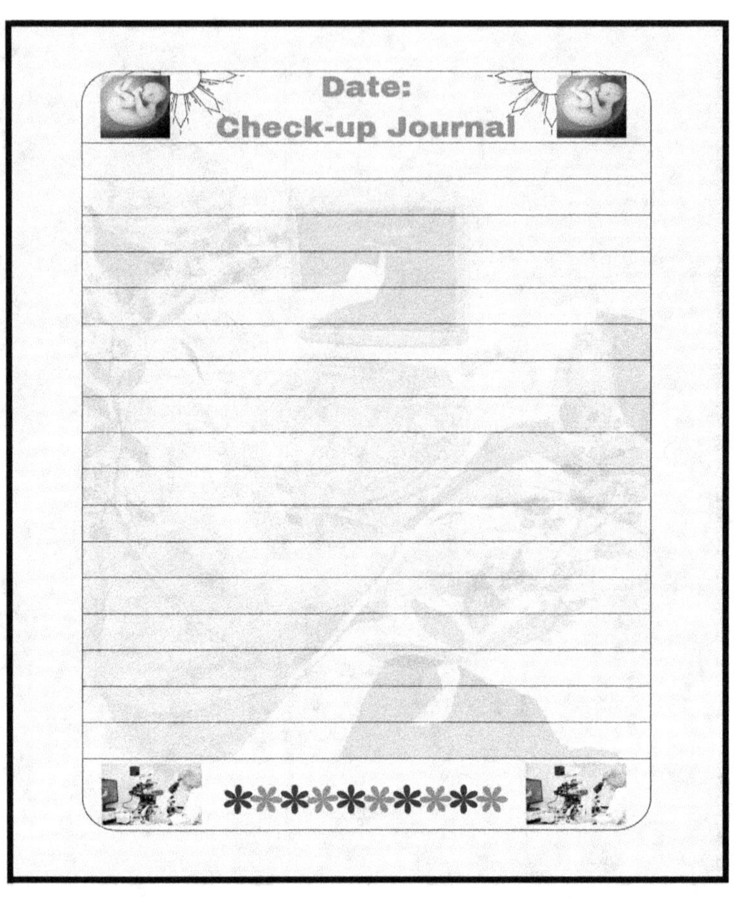

Date:
Check-up Journal
****

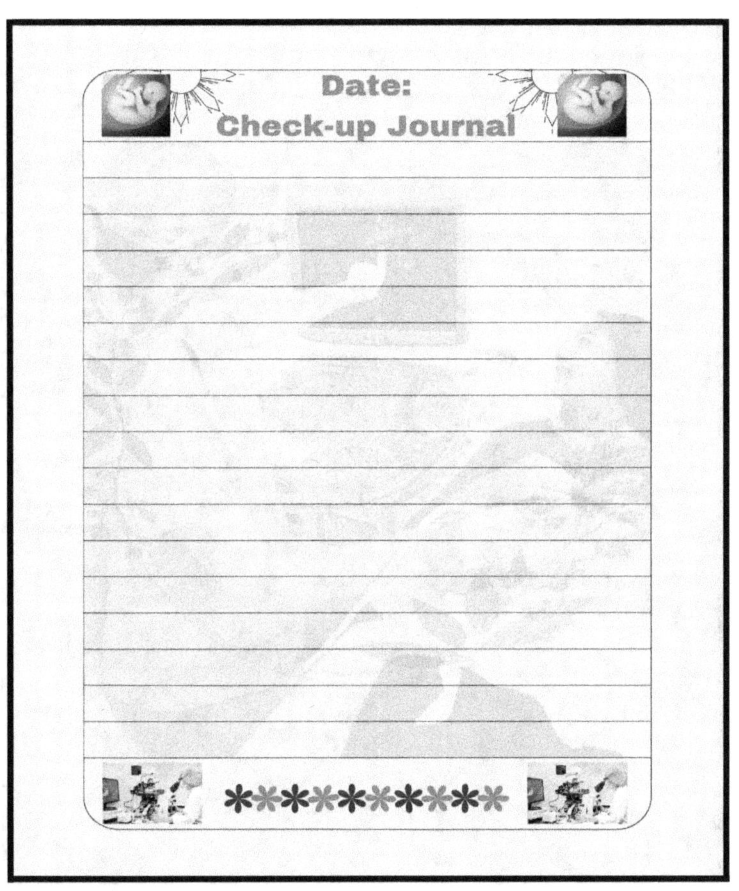

Date:
Check-up Journal
****

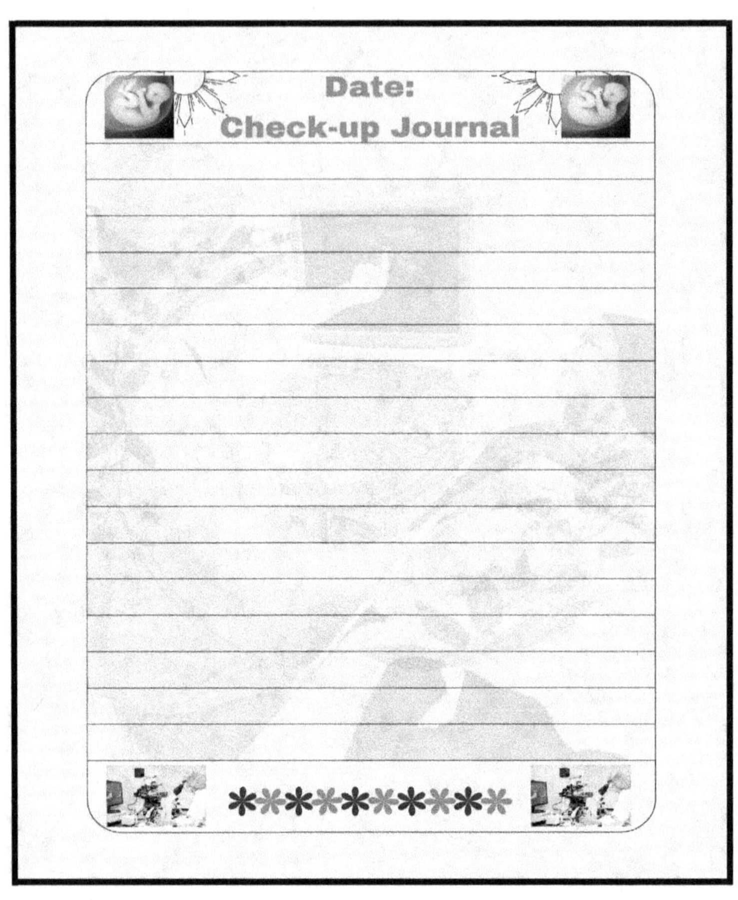

Date:
Check-up Journal
****

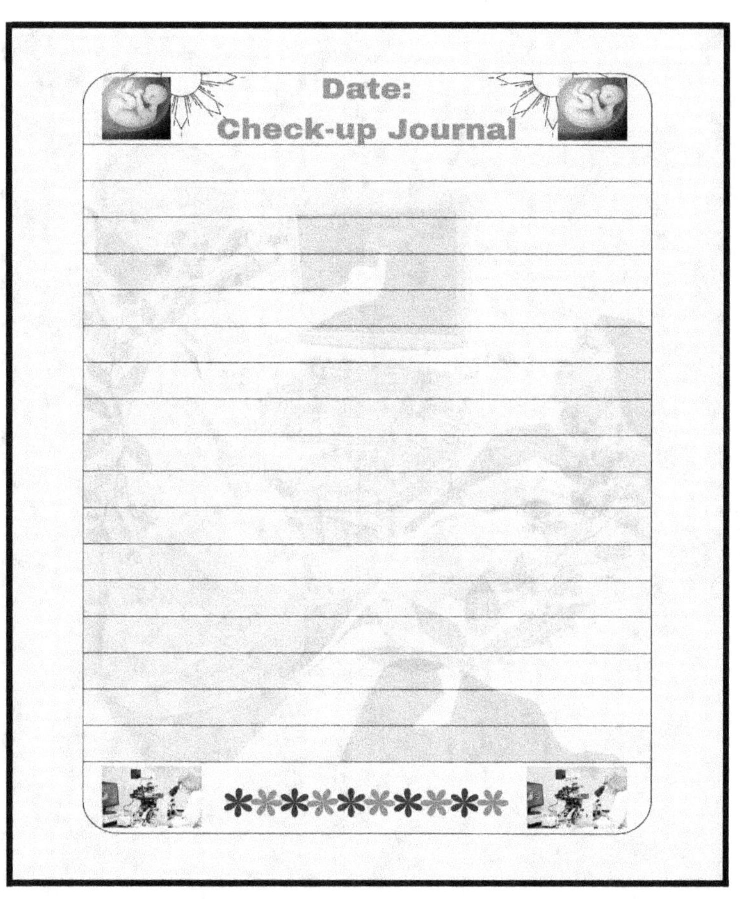

Date:
Check-up Journal
****

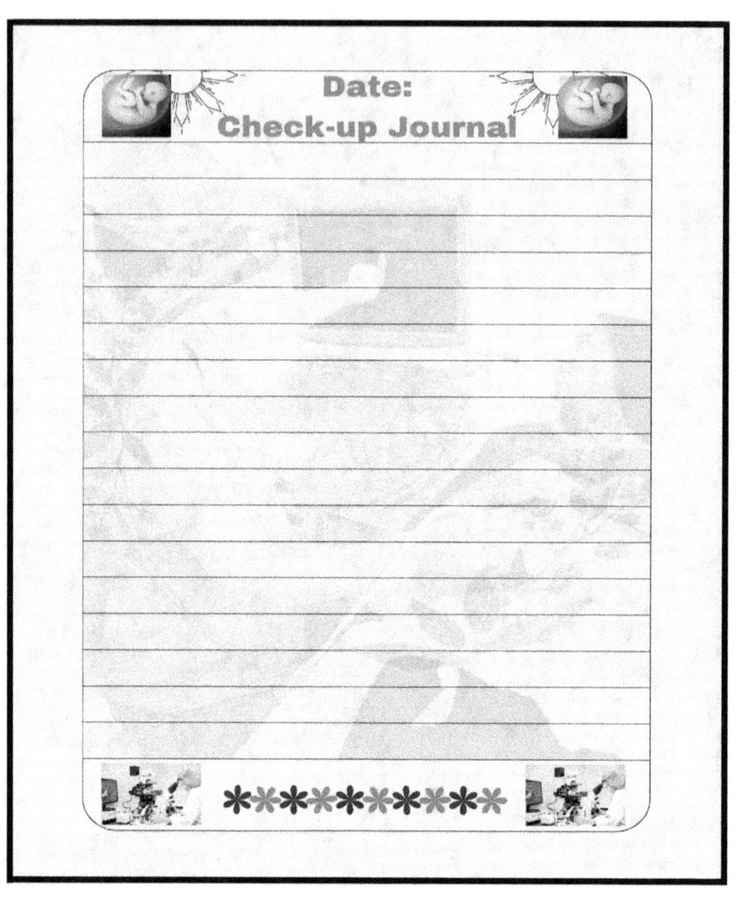

Date:
Check-up Journal
****

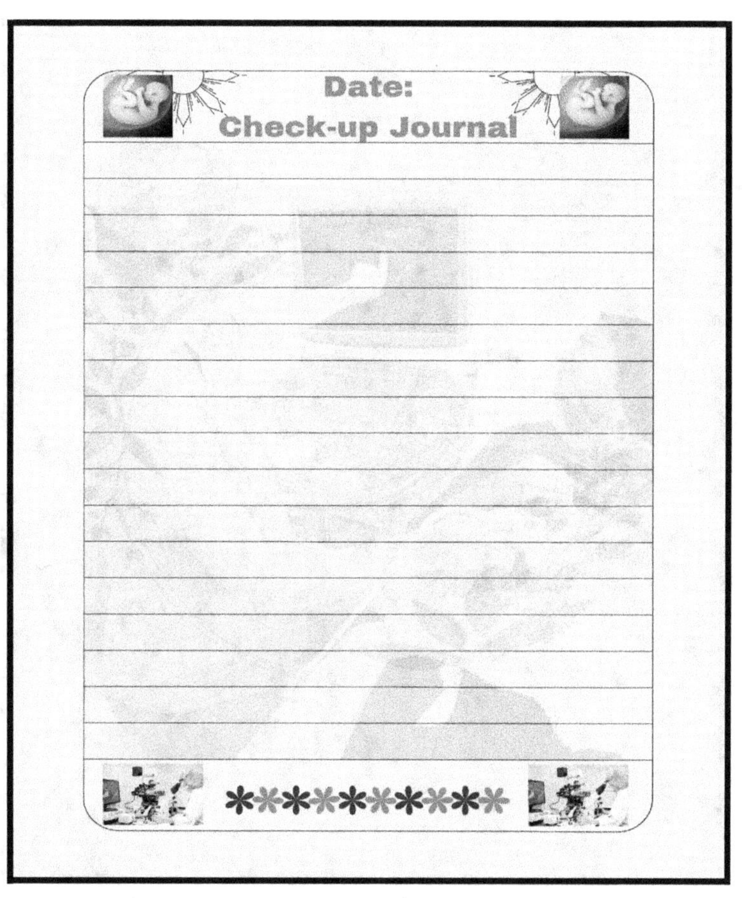

Date:
Check-up Journal

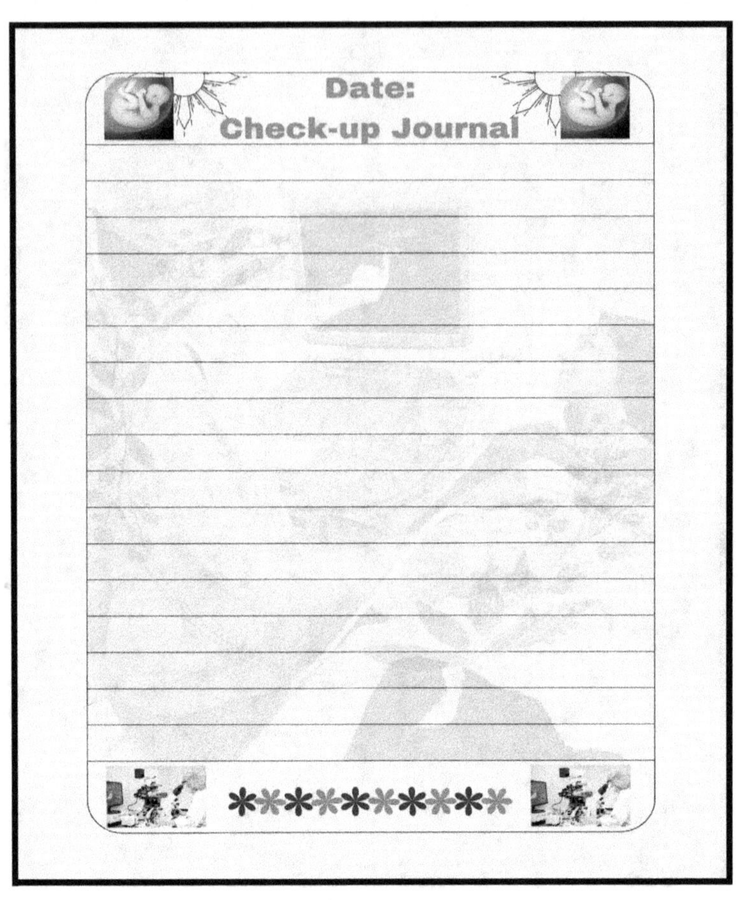

Date:
Check-up Journal
****

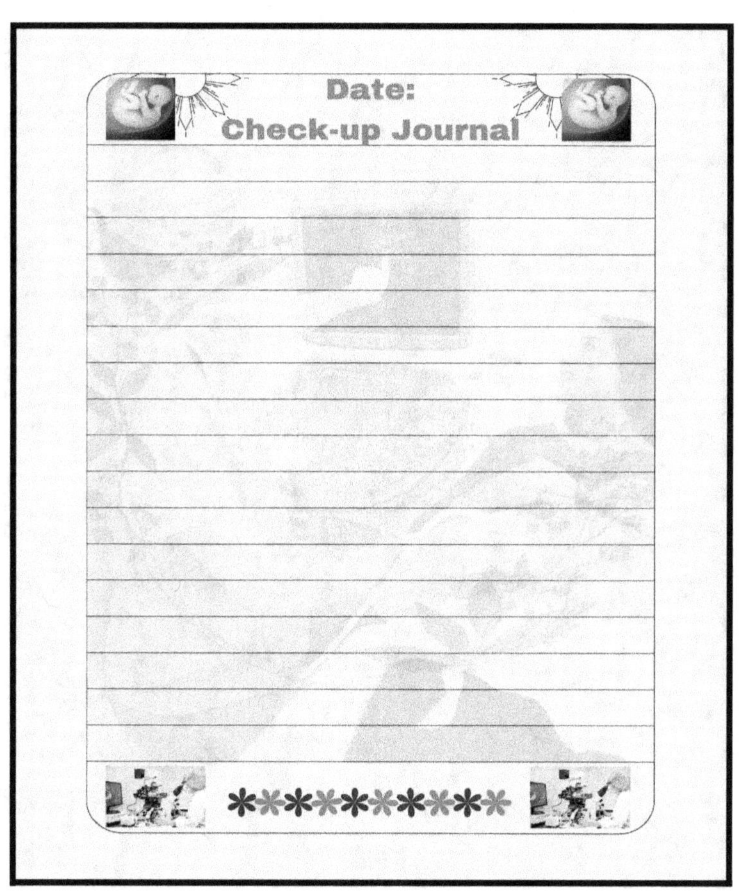

Date:
Check-up Journal

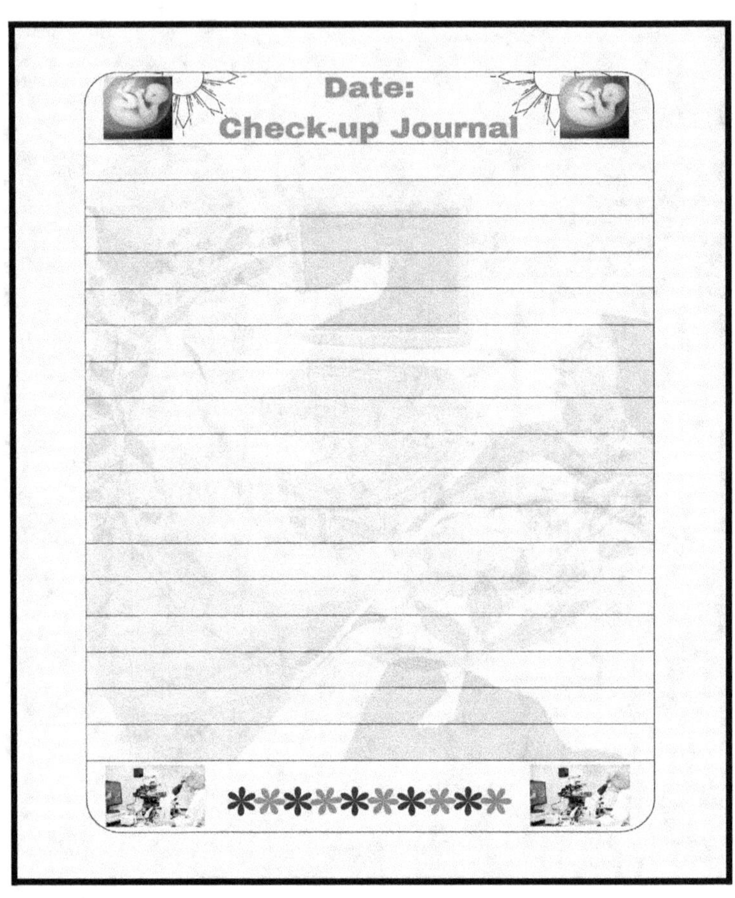

Date:
Check-up Journal
****

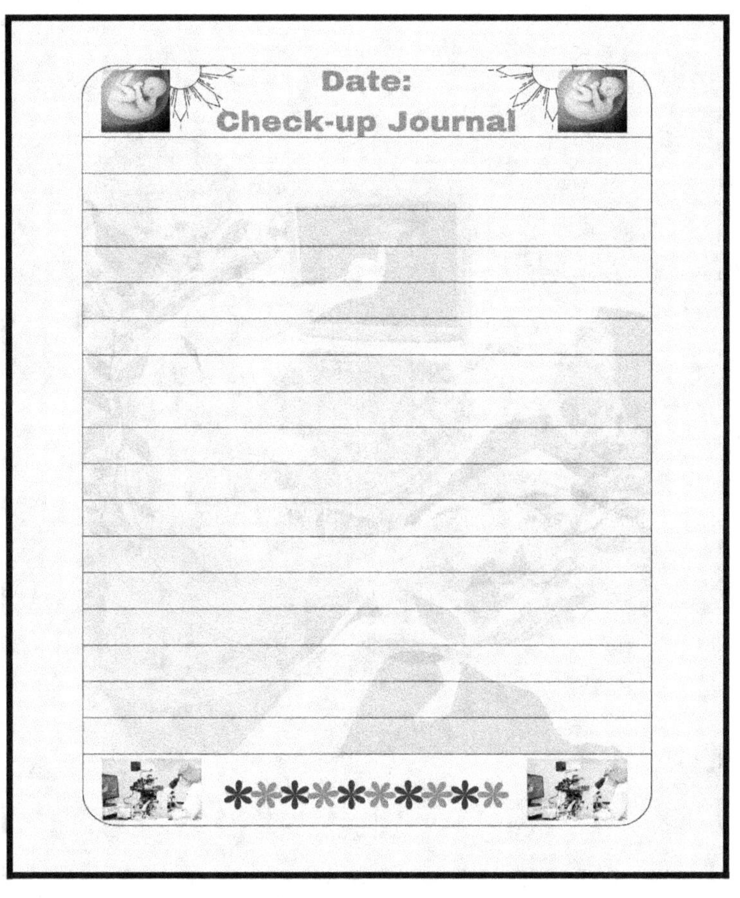

Date:
Check-up Journal
****

Date:
Check-up Journal

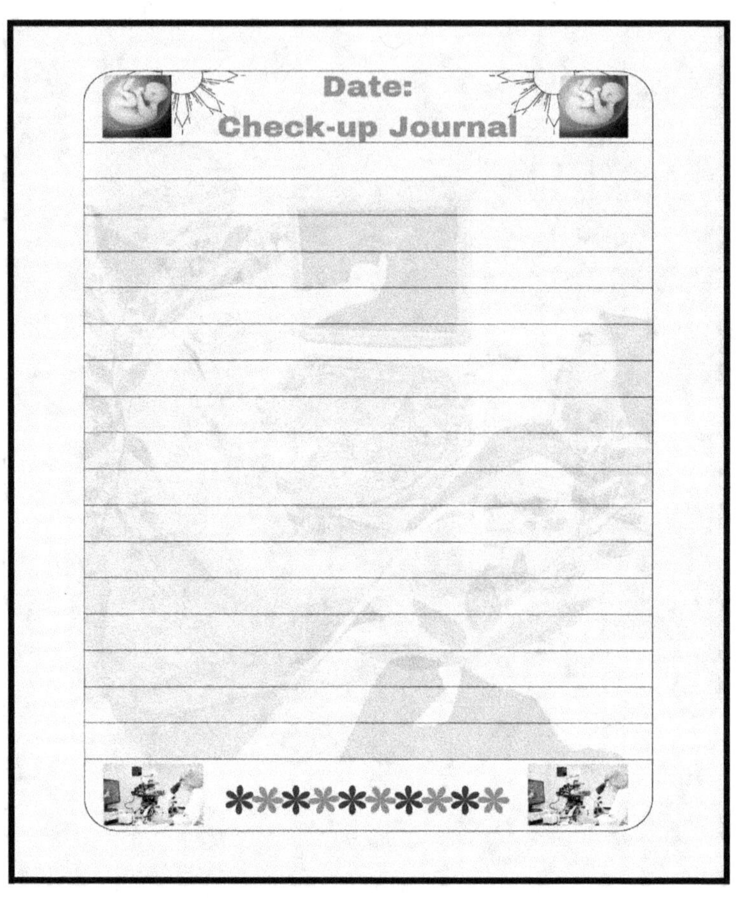

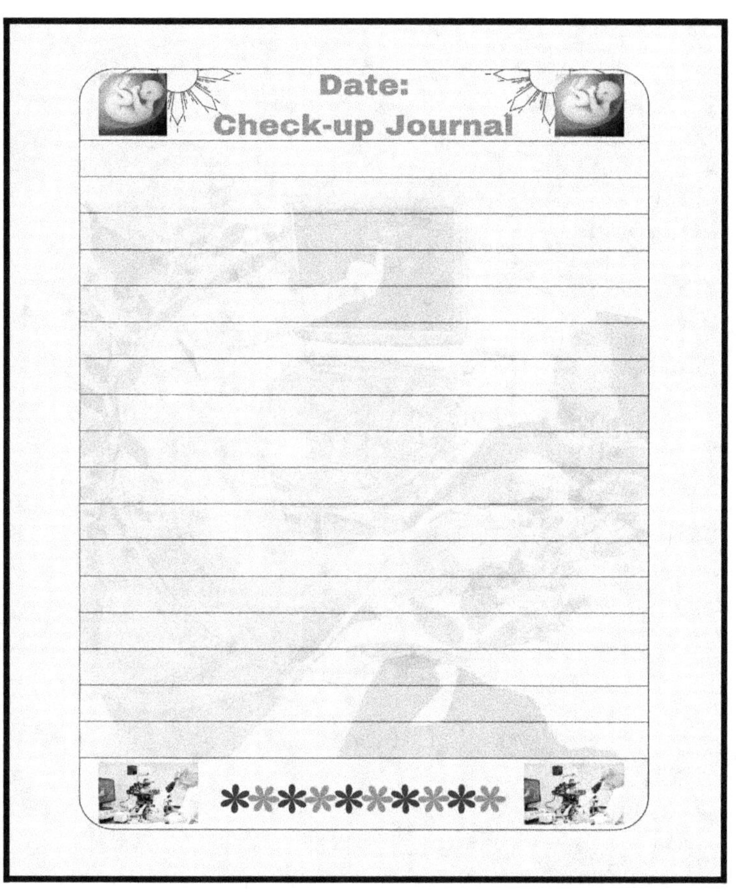

Date:
Check-up Journal
****

www.ingramcontent.com/pod-product-compliance
Lightning Source LLC
Chambersburg PA
CBHW070837260726